`마인드파워 다이어트`로
저도 거짓말처럼 달라졌습니다!

이제 당신 차례입니다.
당신이 지금 어떤 모습이는 중요하지 않습니다.
진정 원하는 선택을 하고
마인드파워의 여정을 함께 하시면
몸도 마음도 달라질 수 있습니다.
변화는 이미 시작되었습니다.

뜨거운 응원 담아 ─♡

기적의
마인드파워
다이어트

상상하는 그대로 내 몸이 바뀌는 **90**일 습관

기적의 마인드파워 다이어트

조성희 지음

위즈덤하우스

이 책을 만난 순간,
기적은 이미 시작되었다!

"대표님! 저 성공했어요!"라고 말하며 자랑스럽게 걸어 들어
오는 그녀가 누구인지 몰라서 한참 동안 봐야 했다. 3개월 전의
그녀와 지금의 그녀가 완전히 다른 사람이어서 마치 영화 〈미
녀는 괴로워〉의 배우 김아중을 보는 듯했다. 얼마나 놀랐는지
내 입이 다물어지지 않았다.

3개월 전, 세상이 무너질 듯한 표정에 다크서클은 입까지 내
려왔던 그녀가 맞단 말인가? 15kg이나 쪄 있던 지방들이 다 어

디로 갔단 말인가?

그녀는 마인드파워 과정 중 같은 기수 '마파팸(마인드파워 패밀리)'에게 발표했던 대로 당당하게 이루어냈고, 자신이 절대 못 끊어낸다는 음식 중독에서도 벗어나 자신감 넘치는 모습으로 나타난 것이다. 나는 너무나 자랑스러워 달려가서 와락 안아주었고, 그녀는 기쁨과 감동의 눈물을 터뜨렸다.

마인드파워 수업을 듣고 마라톤이나 다이어트에 도전한 이들은 생애 처음 자신의 한계를 뛰어넘은 순간, 참았던 눈물을 터뜨린다.

"저도 할 수 있었네요. 할 수 있었던 거예요!"

그렇다. 우리도 할 수 있다. 할 수 있었다. 다만 내 손으로 벽을 쌓고서 자신을 그 안에 가두고 주저앉혔을 뿐이다.

'죽기 전에 한번 말라볼 수 있을까?' 나는 평생 통통족으로, 하체 비만으로, 물만 먹어도 살찌는 저주받은 체질의 인간으로 태어났다고 생각했다. 자신감이 없어 땅만 보고 다녔던 시절이 길었기에 나중에 굽은 어깨를 펴기 위해 정말 오랫동안 체형 교정을 해야 했다. 마인드파워를 몰랐다면 '찌질이' 중 단연 최고봉으로 살아갔을 것이다.

오늘도 이른 아침 요가 클래스를 마치고 나니, 책 집필로 인한 수면 부족으로 찌뿌둥했던 온몸이 시원하다. 이젠 바쁜 스케줄로 운동을 며칠만 못 해도 몸이 더 아프다. 예전에는 '운동을 어떻게 하면 안 할까'를 고민했던 나였는데, 이제는 '운동할 시간을 어떻게 낼 수 있을까'를 생각하곤 한다.

아침에 일어나자마자, 거울에 비친 나의 모습에서 세로 복근 세 줄이 없으면 비정상! '아차! 요즘 식사 관리가 제대로 안 되었구나!' '삐용 삐용!' 비상사태!! 머릿속에 사이렌이 울려대며 바로 관리 실시! 나의 잠재의식은 바로 행동에 들어가라고 압박한다.

이제 나의 셀프이미지는 어느덧 '게으르고 뚱뚱한 사람'에서 '날씬하고 자기 관리 잘하는 사람'으로 장착된 것이다.

벌써 10년, 나에게는 매년 바디프로필을 찍는 것이 당연한 일상이 되었고, 어깨를 포함해 몸에 근육이 많아서 활기차고 체력이 좋은, 건강한 나의 몸 역시 당연한 것이 되었다. 매년 바디프로필을 위해 다이어트를 하고 여러 다채로운 운동을 시도하는 나를 보며 주위 사람들은 "왜 그리 힘들게 사냐"고들 했었지만 나는 매 순간을 즐겼다.

맨 처음 운동과 다이어트를 시작했던 가장 큰 이유는 나 자신을 위한 것도 있었지만 '마인드파워 스페셜리스트'로서 '마인드파워'와 '몸'이 어떻게 연결되어 큰 효과를 나타낼 수 있는지 나 스스로에게 먼저 증명해내고 싶었다.

마인드파워를 공부하고 마인드가 우리 몸에 얼마나 지대한 영향을 미치는가를 깨닫고부터는 이전과 같은 다이어트 방식에서 벗어나야겠다고 결심했다. 그 흔한 근력 운동 한번 해본 적 없었지만, 마인드파워로 안 될 일은 없다는 믿음으로 '마인드파워 다이어트'에 도전했다.

그 결과 난생처음으로 햄버거, 삼겹살, 빵, 각종 탕 중독 등 음식의 유혹에서 벗어났고, 온몸에 물컹물컹한 물살 대신 단단한 근육이 자리잡았다. 그리고 오랜 다이어트 인생에서 가장 큰 골칫거리였던 요요 현상과 완전히 작별할 수 있었다.

여러 시행착오들이 있었지만 지난 10년 이상의 기간 동안 그 어느 때보다도 건강하고 가장 나다운 자신감 넘치는 모습으로 변화해가고 있고, 그런 내가 참 좋다!

2017년에는 싱가포르에 초청을 받아 마인드파워 스페셜리스트로서 'Amazing Mind & Body Workshop 어메이징 마인드 앤 바디 워크숍'을 한국어와 영어로 진행하여 폭발적인 반응을 얻었다. 그 이후 많은 분들의 요청으로 한국에서도 마인드파워 바디 특강들을 진행하며 그 특강을 한 번만 듣고도 성공한 사례들이 우후죽순 생겨났고, 나의 몸 사진을 목표로 도전해서 성공하는 사람들도 많아지기 시작했다.

그리고 마인드파워 다이어트(바디 프로젝트) 1기와 2기를 진행했는데 결과는 그야말로 놀라웠다. 이것은 의지력이 강한 사람들의 성공 사례가 아니다. 마인드파워 다이어트는 의지력이 아니라 마인드파워로 하는 것이다. 나와 이들이 할 수 있었듯 이 책을 든 당신도 할 수 있다.

'기적의 마인드파워 다이어트'는 그저 그런 다이어트의 한 종류가 아니다.

이 책에는 하루 권장 칼로리, 식이 조절 방법, 살이 잘 빠지는 운동법 같은, 여느 다이어트 책자에 실릴 법한 내용이 전혀 없다. 대신 이 책을 읽으면 우리의 몸과 마음, 삶 전체를 변화시키는 방법을 이해하게 될 것이다. 나와 마인드파워 패밀리들이 어떻게 그런 변화를 만들어갔는지 그 감동적인 이야기도 들을 수 있을 것이다.

우리의 목적은 단기간에 살을 빼는 데 있지 않다. 내 몸을 내가 선택하고, 그 모습을 끝까지 유지하며 나 자신과 삶을 대하는 태도에 변화를 일으키는 것이 이 책의 진정한 목적이다.

"내가 선택한 모습, 내가 원하는 몸을 끝까지!"

『기적의 마인드파워 다이어트』로 나를 변화시킨 사람은 결코 예전의 모습으로 돌아가지 않는다. 이 책에서 말하는 3C Choose, Change, Continue 마인드파워를 장착하고, 읽기만 하는 것이 아니라 반복해서 'STUDY' 하며 내용을 먹어버리고 체화시킨다면, 나 자신을 나답게 사랑하고 기적처럼 변화한 자신을 만나게 될 것이다.

당신이 지금 어떤 모습인지는 중요하지 않다. 변화는 이미 시작되었다!

이제 드디어 지난 수년간의 나의 다이어트 고민들과 성공담, 그리고 수많은 다이어트 실패담, 다이어트에서 마인드파워의 핵심, 우리 '마파팸'의 감동적인 스토리들도 이 책에 모두 담아낼 수 있어 기쁘고 감격스럽다.

『기적의 마인드파워 다이어트』가 많은 이들에게 도움이 되고 영감이 되기를! 또 모든 다이어터에게 식단과 운동보다 먼저 읽어야 할 필독서로 자리매김하고, 건강한 몸짱으로 당신답

게 당당하게 스스로를 더 사랑하게 만들어주는 책이 되기를 기
도한다.

이 책을 든 당신!

그 멋진 변화는 이 책을 든 순간부터 이미 시작되었다!
멋진 당신에게 온 마음을 다해 축복과 응원을 보낸다.

2022년 7월

조성희

차례

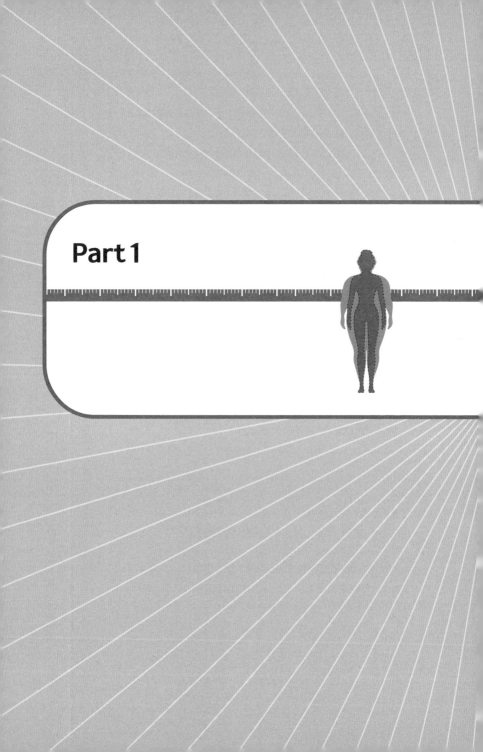

Part 1

Choose

내 몸은 내가 선택한다

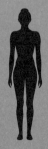

How awesome you are!

지긋지긋한 요요,
문제는 마인드다

지금은 웃으면서 회상할 수 있지만, 내게
도 건물 유리창에 비친 내 모습이 싫어 땅만 보며 걷던 시절이
있었다. 태생부터 우량아였던 나는 그야말로 물만 마셔도 살찌
는 체질이었다.

새해 첫날이면 어김없이 다이어트 계획을 세웠지만, 살이 빠
지긴커녕 점점 더 찌기만 했다. 내가 살을 빼지 못하는 가장 큰
원흉은 햄버거였다. 밤늦게라도 햄버거를 입안에 넣어야 포만

감이 느껴져 잠을 잘 수 있었다. 그런 증세도 일종의 중독이라
는 걸 그땐 몰랐다.

한번은 정말 독하게 마음먹고 다이어트를 시도했다. 이미 여
러 번 다이어트에 실패했지만, 이번만은 다를 거라 자신했다.
매일 저녁을 거르고 뛰러 나갔다. 배가 너무 고파서 손에 잡히
는 대로 뭐라도 먹고 싶었지만, 참고 또 참았다. 가장 절실한 음
식은 역시나 햄버거였다. 햄버거 생각이 머릿속을 떠나지 않아
나도 모르게 소리쳤다.

"나는 햄버거가 너무 싫다! 햄버거, 너 내 인생에서 완전히
꺼져버려. 난 네가 정말 싫어!"

어이없게도 그날 햄버거 먹는 꿈을 꾸었다. 머릿속에서 몰아
내려 하면 할수록 햄버거 생각은 더욱 간절해졌다. 이렇게 햄버
거에 집착하는 나 자신을 인정하고 싶지 않아서 또 소리쳤다.

"아니야, 햄버거는 죽어도 안 먹어. 성희야, 넌 할 수 있어. 할
수 있어!"

하지만 햄버거는 잠자리에 누운 내 머릿속까지 지배했다. 천
장에 햄버거가 둥둥 떠다니는 지경에 이르자 나는 이부자리에
서 벌떡 일어나 떨리는 손으로 휴대전화를 찾았다.

"저기요, 쿼터 파운드 치즈버거, 지금 배달되나요?"

방 안에 혼자 있으면서도 왠지 부끄러워 목소리가 절로 움츠러들었다. 시계를 보니 자정 가까운 시각이었다. 휴대전화 너머의 직원이 말했다.

"네, 지금 배달은 가능한데, 7000원 이상 주문하셔야 배달해드리거든요?"

나는 고민할 필요도 없다는 듯 속사포처럼 말했다.

"그럼 프렌치프라이랑 콜라도 주세요! 라지 사이즈로요. 빨리 보내주세요."

전화를 끊고 나서 불을 켰다. 에너지가 솟구치고 심장이 벌렁대면서 입가에 웃음이 걸렸다. 배달 기사님이 언제 오시려나. 1초가 10년처럼 흘렀다.

마침내 기다리던 오토바이 소리가 들려왔다. 초인종이 울리기도 전에 버선발로 달려 나가 햄버거를 받아 들었다. 따뜻하고 묵직하며 익숙한 냄새를 풍기는 그 봉투를 품에 안자 황홀감이 밀려왔다. 쿼터 파운드 치즈버거와 프렌치프라이, 특대형 콜라를 남김없이 먹어 치웠다. 그러고는 포만감과 만족감에 젖어 단잠을 잤다.

이튿날, 눈을 뜨자마자 가장 먼저 느낀 감각은 묵직함이었다. 군이 체중계에 오르지 않아도 며칠 고생해 뺀 살이 되돌아왔다는 걸 알 수 있었다. 그제야 정신이 번쩍 들었다. 어제의 만족감은 썰물처럼 사라지고 뼈저린 후회가 밀려들었다. 나 자신이 너무나 한심했다. 그리고 미웠다. 나는 또 다이어트에 실패한 것이다.

내가 선택한 모습,
원하는 몸을 끝까지!

나는 늘 이런 식으로 요요를 경험했다. 주스만 먹는 다이어트, 달걀만 먹는 다이어트, 아예 아무것도 안 먹는 다이어트 등등 별의별 방법으로 3~4kg 뺐나 싶으면 얼마 후 도루묵이 되었다. 빼고 다시 찌고, 빼고 다시 찌고, 그러다 문득 정신을 차려보면 체중이 되돌아온 정도가 아니라 오히려 몸이 더 불어난 사실을 발견하곤 했다. 요요 다섯 번이면 살이 10kg 더 찐다는 말은 결코 과장이나 속설이 아니었다.

이렇게 요요를 여러 번 경험하면 살이 더 잘 찌는 체질이 되고 몸이 상하는 건 물론이며, 자기혐오에 빠지기도 쉬워진다. 나는 왜 달라지지 못할까, 왜 내 몸 하나도 내 의지대로 바꾸지 못할까. 끝도 없이 자책하다가 결국 다이어트뿐 아니라 모든 일에 자신감을 잃고 만다.

우리가 지긋지긋한 요요의 늪에서 헤어나지 못하는 이유는 무엇일까. 올바른 다이어트 방법을 몰라서? 의지가 박약해서? 게을러서? 식탐이 강해서? 아니다. 근본 원인이 아니라 행동과 습관에만 집중하기 때문이다.

행동과 습관만 고치려 해서는 아무런 변화도 일으킬 수 없다. 열매가 달라지길 바라면 뿌리를 들여다봐야 하듯 행동과 습관을 고치려면 그 원인이 되는 마인드부터 살펴야 한다. 행동과 습관의 근본 원인이자 뿌리인 마인드를 바꿔야 몸도 바뀐다. 마인드를 바꾸지 않으면 아무리 혹독하게 체중을 감량해도 금세 이전의 몸으로 돌아가버린다.

마인드파워를 공부하고 마인드가 우리 몸에 얼마나 지대한 영향을 미치는가를 깨닫고부터는 이전과 같은 다이어트 방식에서 벗어나야겠다고 결심했다. 그 흔한 근력 운동 한번 해본

적 없었지만, 마인드파워로 안 될 일은 없다는 믿음으로 7주 마인드파워 다이어트에 도전했다.

그 결과 난생처음으로 햄버거의 유혹에서 벗어났고 체중은 40kg대가 되었으며, 온몸에 물컹물컹한 물렁살 대신 단단한 근육이 자리 잡았다. 이 모든 일이 겨우 7주 만에 일어났다. 그리고 오랜 다이어트 인생에서 가장 큰 골칫거리였던 요요 현상과 완전히 작별할 수 있었다.

트레이너 선생님도 내 몸이 변화하는 속도에 혀를 내둘렀다. 이렇게까지 빨리 몸을 만들어내는 사람은 지금까지 단 한 번도 본 적이 없다고 했다.

나는 어떻게 다른 사람들과 달리 트레이너 선생님도 놀랄 만큼 단기간에 근육질 몸이 될 수 있었을까. 마인드파워 다이어트는 이전에 했던 다이어트와 무엇이 어떻게 다른 걸까.

그 비결은 바로 마인드에 있다. 실패하는 마인드, 살찌게 하는 마인드를 버리고 성공하는 마인드, 건강해지는 마인드를 지니게 되면 누구라도 이런 기적을 체험할 수 있다. 앞으로 그 구체적인 방법을 하나하나 살펴보려 한다.

■ 마인드파워 다이어트 성공 사례

…둘째 출산 후 갑자기 자율신경실조증, 공황장애, 불면증, 무기력증, 우울증, 대인기피증 등이 나타나기 시작했습니다. 아이들을 돌보긴커녕 늘 누워만 지냈어요. 곧 죽을 것만 같은 공포와 비정상적인 불안에 휩싸여 아무것도 하지 못하는 나 자신이 너무나 원망스러웠습니다. 엎친 데 덮친 격으로 꼬리뼈까지 다쳐서 걷지도, 앉지도 못하게 되자 '이젠 정말 죽어야 하나' 암담한 생각까지 들었어요.

꼼짝 못 하고 누워만 지내니 체중이 12kg 이상 늘었지만, 다이어트는 엄두도 못 냈습니다. 운동이나 다이어트를 할 몸과 마음의 기운이 전혀 남아 있지 않은 상태였습니다.

그러다 우연히 마인드파워에 관한 영상을 보고, 지푸라기라도 잡는 심정으로 감사 일기와 긍정 확언을 실천하게 되었습니다. 그렇게 마인드가 조금씩 달라지자, 도전하고 성취하는 삶을 살고 싶다는 생각이 들어서 마인드파워 다이어트(바디 프로젝트) 2기에 도전하기로 했어요.

마인드파워를 장착하니 치료를 위해 억지로 운동하던 때와는 기분부터 달라졌어요. 건강하고 날씬해진 나 자신을 상상하자

매일 걷고 운동하는 시간이 힘들긴커녕 행복하고 즐거웠습니다. 단순히 살만 빼는 게 아니라 지쳐 쓰러졌던 몸과 마음을 일으켜 세우는, 정말 소중한 시간이었어요.

이렇게 90일간의 마인드파워 다이어트를 마치자 체중이 10kg 이상 빠지고, 생전 처음 11자 복근도 생겼습니다. 저를 가장 괴롭히던 불면증도 많이 개선되었어요. '나도 할 수 있구나. 뭔가 도전하고 실천하면 해낼 수 있구나' 하는 자신감과 성취감도 느낄 수 있었고요. 나 자신을 진정으로 사랑하고 응원하면 얼마나 강력한 힘이 발휘되는지도 알게 되었습니다.

이제 저는 살아 있는 모든 순간을 온몸으로 기쁘게 누립니다. 아름다운 이 삶을 사랑하고 나누며 풍요롭게 살아가겠습니다.

_반송미 님(45세)

···나이 든다는 사실만으로 의기소침해지고 자신감이 사라지는 기분 아시나요. 주름지고 살찐 내 모습이 싫어서 거울도 안 보고 사진도 찍지 않았어요. 옷 쇼핑은 스트레스 그 자체였고요. 툭하면 허리와 무릎관절이 아팠고, 몸이 무거운 탓인지 길에서 넘어져 양쪽 팔에 번갈아 골절을 입는 바람에 두 번이나 수술해

야 했어요. 가뜩이나 몸놀림이 둔한데 팔마저 자유로이 못 쓰니 자존감과 삶의 의욕이 동시에 떨어졌지요.

일도 잘 풀리지 않고 안 좋은 일까지 겹쳐 불면증이 생긴 탓에 약까지 먹어야 했어요. 당시엔 너무나 나약하고 부정적인 에너지가 내 안에 가득해서 쉽게 뛰어넘을 수 있는 장애물도 높디높은 장벽으로 느낀 모양이에요. 마인드파워를 알았더라면 겪지 않았을 고통이지요.

마인드파워 다이어트에 도전하면서 내 몸의 변화가 확연히 드러나자 모든 게 달라졌습니다. 구부정하게 땅만 보며 걷던 내가 이젠 구름 위를 걷듯 사뿐사뿐 당당하게 걷습니다. 누구를 대하든 자신감이 넘치고, 거울을 보거나 사진을 찍을 때도 더는 두렵지 않아요. 오히려 요즘은 틈만 나면 거울을 보고 셀카를 찍습니다.

마인드와 몸은 떼려야 뗄 수 없는 유기적 관계에 있어요. 마인드가 몸을 바꾸고, 바뀐 몸이 다시 마인드를 강화합니다. 마인드와 신체의 변화를 통해 세상이 두려워 홀로 떨고 있던 과거의 나와 이젠 영원히 작별했습니다.

사실 현실은 달라진 게 없어요. 같은 현실을 살고 있지만, 과거의 나는 불안과 두려움을, 지금의 나는 성공과 행복을 선택했다는 점이 다를 뿐입니다.

상상하면 무엇이든 이뤄지는 방, 누구나 마음만 먹으면 들어갈 수 있는 방, 그 방의 이름은 '마인드파워'입니다. 홀로 동굴 안에 갇혀 불안과 두려움에 떨 것인지, 마인드파워라는 방에서 성공과 행복을 꿈꿀 것인지는 어디까지나 나 자신의 선택에 달렸습니다.

이제 내게 나이는 의미 없는 숫자에 불과합니다. 나이 드는 일이 두렵긴커녕 오히려 기대됩니다. 60세, 70세의 나는 얼마나 멋진 여성이 되어 있을까요. 물론 살아가면서 어려움도 닥치겠지요. 그래도 나는 이겨낼 수 있습니다. 나 자신을 꼭 끌어안아 줄 수 있습니다. 이제 내겐 마인드파워가 있으니까요.

_서은주님(54세)

일부 의지력이 강한 사람들의 성공 사례가 아니다. 마인드파워 다이어트는 의지력과 상관없이 마인드파워가 핵심이다. 나와 이들이 할 수 있었듯 당신도, 그 누구라도 할 수 있다.

첫 도전에서 마인드가 신체에 미치는 놀라운 힘을 직접 체험하고 실감한 나는 이후로 아홉 번 더 마인드파워 다이어트에 도전해 모두 성공을 거뒀다. 앞서 말한 2017년에 싱가포르에서 진행했던 '어메이징 마인드 앤 바디 워크숍'에서, 나는 사람들의 엄청난 관심과 반응을 느꼈고 이를 계기로 마인드파워의 영향력을 다시 한 번 실감할 수 있었다. 또 마인드파워 스페셜리스트로서 나의 확신도 커져갔다.

마인드파워를 적용한 다이어트 역시 우리가 알고 있는 평범한 다이어트 방법이 아니다. 이 책에는 식단이나 운동법 같은 내용이 아닌, 독자들의 몸과 마음, 삶 전체를 변화시킬 수 있는 비밀이 담겨 있다. 나와 마인드파워 패밀리들은 그러한 엄청난 변화와 감동의 여정을 이미 겪었고 이 기적 같은 방법을 함께 나누고자 한다.

사실 얼마나 빠른 기간 내에 얼마나 많이 살을 빼는지는 중요하지 않다. 앞으로의 인생을 어떻게 살아갈지, 내가 진짜 원하는 내 모습은 무엇인지, 나는 그 모습을 위해서 지금 무엇을 해야 하는지를 먼저 숙고해야 한다. 내가 내 몸을 선택하고 이를 끝까지 유지할 수 있어야 한다. 마인드파워 다이어트의 진정한 목적은 나 자신과 삶을 대하는 태도에 변화를 일으키는 것이다.

마음의 원리를 이해하면 몸은 저절로 따라온다. 내가 바라는 모습을 마인드에 세팅하고 이를 삶에 적용하면 인생은 그렇게 변화한다. 또 그렇게 스스로를 변화시킨 사람은 결코 예전의 모습으로 되돌아가지 않는다. 몸이 아니라 마인드가 그리고 나 자신이 바뀌었기 때문이다.

그동안 결코 바뀌지 않았던 당신의 모습에 좌절하는 대신, 완전히 새로운 개념인 '마인드파워'를 몸과 마음에 새겨보자. 이제 변화는 시작된 것이다.

보이지 않는 비밀,
마인드파워란 무엇인가

1981년 9월 화창한 어느 날, 70~80대 남성 노인 여덟 명이 미국 뉴햄프셔 피터버러의 한 수도원에 도착했다. 하버드대 심리학 박사 엘런 랭어Ellen Langer 연구팀의 실험에 자원한 사람들이었다. 이 노인들은 연구팀의 요구에 따라 수도원에서 지내는 5일간, 20년 이상 젊어진 듯 말하고 행동해야 했다.

이들은 1950년대 분위기로 꾸민 공간에서 그 당시 인기를

끌던 영화와 TV 쇼를 시청했고 옛날 잡지를 뒤적였으며, 카스
트로의 쿠바 집권이나 흐루쇼프의 미국 방문 같은 시사 뉴스와
야구 스타 미키 맨틀의 새로운 기록에 대해 현재형으로 이야기
를 나눴다. 20년 젊어졌다는 설정에 충실하기 위해 집안일도
누군가의 도움을 받지 않고 직접 했다.

5일간의 실험이 끝나자 놀라운 결과가 나타났다. 노인들은
자세가 곧아지고 관절이 유연해져 키가 커졌으며, 몸무게는 줄
었다. 시력, 청력, 악력, 기억력, 인지 능력 등도 두루 향상해 50
대 수준으로 돌아갔다. 20년 젊어진 듯 말하고 행동하니 생리
적, 구조적, 기능적으로도 20년 젊어진 것이다. 랭어 교수에 따
르면 실험이 끝날 무렵엔 노인들과 약식으로나마 미식축구를
할 수 있었고, 심지어 한 노인은 지팡이를 집어던지기까지 했
다고 한다.

뇌신경학자 조 디스펜자Joe Dispenza는 『당신이 플라시보다』
라는 책에서 이 '시계 되돌리기 실험'을 소개하면서 노인들이
20여 년 전 사용한 뇌 회로에 다시 불을 켰고, 이러한 뇌의 변화
에 몸도 마치 마술처럼 화학적으로 반응했다고 설명한다. 그러
면서 그는 의식을 바꾸는 것으로 몸의 구조와 기능 모두에 물

리적인 변화를 줄 수 있다고 설파한다.

눈에 보이지도, 손에 잡히지도 않는 마인드가 우리의 현실을 바꿀 수 있다고 하면 사람들 대부분은 말도 안 되는 소리라고 한다. 사이비 종교 같은 소리라고도 한다. 하지만 '시계 되돌리기 실험'에서 알 수 있듯 마인드가 달라지면 단 5일 만에도 신체 나이가 무려 20년이나 젊어질 수 있다. 마인드에 따라 우리 몸이 달라진다는 것은 엄연한 진리이자, 한 치의 오차도 없이 작동하는 우주의 법칙이다.

이는 달리 말하면 우리 안에 어떤 소원이든 이뤄주는 만능 기계가 24시간 가동 중이라는 뜻이기도 하다. 20년 젊어졌다고 생각하면 우리 몸은 실제로 20년 젊어진다. 살이 20kg 빠진다고 생각하면 실제로 20kg이 빠진다.

디스펜자 박사의 말대로 우리가 뇌의 회로에 불을 켜면 우리 몸이 화학적으로 반응한다. 마인드의 변화가 몸의 변화로 이어지는 것이다. 자신 안에 장착된 이 만능 기계의 사용법만 잘 익힌다면 세상에 못 할 일이 없다. 내 삶의 진정한 주인이 되는 셈이다. 이 만능 기계의 또 다른 이름이 바로 마인드파워다.

모든 소원을 이뤄주는 만능 기계,
마인드파워

먼저 마인드가 무엇인지부터 이해할 필요가 있다. 당신은 '마인드'라는 단어를 들으면 무엇이 떠오르는가. 특정 단어를 듣고 머릿속에 그림이 아닌 글자를 떠올리는 사람은 손에 꼽을 만큼 드물다. 우리 대부분은 무언가를 생각할 때 글자가 아닌 구체적인 이미지를 떠올린다. 가령 '집'이라는 단어를 들으면 친숙한 우리 집의 이미지가 머릿속에 그려질 것이다. '엄마'라는 단어를 들으면 이번엔 집의 이미지가 사라지고, 마음의 스크린에 우리 엄마의 얼굴이 나타날 것이다.

따라서 우리가 어떤 개념을 제대로 이해하려면 그와 관련한 이미지를 머릿속에 명확하게 각인해야 한다. 그렇다면 눈에 보이지 않는 추상적인 개념은 어떻게 각인시킬 수 있을까. '마인드'라는 개념은 어떤 이미지로 그려야 할까.

마인드의 이미지를 처음으로 개발한 사람은 미국 텍사스의 서먼 플리트Thurman Fleet라는 의사다. 플리트는 여느 의사와 달리 신체 증상뿐 아니라 마인드까지 살피는 진료로 유명했는데,

환자들이 '마인드'의 개념을 더 잘 이해할 수 있도록 '스틱퍼슨 Stickperson'이라는 그래픽을 개발했다. 이는 나의 스승인 밥 프록터Bob Proctor가 '마법의 그래픽Magical Graphic'이라고도 일컫는, 간단하지만 매우 강력하고 정확한 이미지다.

그림을 보면 동그라미가 두 개 있다. 위의 커다란 동그라미가 '마인드', 아래의 작은 동그라미는 '신체'다. 눈에 보이는 신체보다 보이지 않는 마인드가 더 중요하다는 사실을 나타낸다.

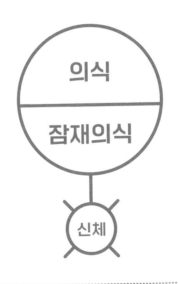

마인드의 이미지를 나타내는 스틱퍼슨 Stickperson

마인드를 가리키는 커다란 동그라미는 다시 두 부분으로 나뉜다. 위쪽으로 떠오른 부분은 '의식'이다. 의식이란 오감을 통해 들어오는 모든 정보를 분석하고 판단하는 영역이다. 의식은 어떤 생각이 마음에 들면 받아들이고, 그렇지 않은 생각은 거부한다. 아무도 누군가의 의식에 특정한 생각을 강요할 수 없다.

아래로 가라앉은 부분은 '잠재의식'이다. 잠재의식은 이제껏 우리가 살면서 쌓은 모든 기억과 경험의 창고라 할 수 있다. 우리도 모르는 새 형성된 습관, 편견, 믿음 체계 등이 존재하는 영역이다. 의식과는 달리 잠재의식은 생각을 선택하거나 거부할 수 없다. 잠재의식은 외부에서 들어오는 모든 것을 판단 없이 다 받아들인다.

의식과 잠재의식의 관계는 한마디로 선장과 선원에 비유할 수 있다. 의식이 선장이라면 잠재의식은 선원이다. 선장이 명령하면 선원은 무조건 따른다. 잠재의식은 옳고 그름이나 선악을 판단하지 못한다. 무언가를 선택하거나 거부할 수도 없다. 다만 의식이 명령하는 바를 그대로 받아들이고 따를 뿐이다. 선장인 의식이 "나는 부자다!"라고 선언하면 선원인 잠재의식은 "예썰, 나는 부자다!"라고 받아들인다. 의식이 "나는 이 일을 잘할 수 있다!"라고 외치면 잠재의식은 "예썰, 나는 이 일을 잘한다!"라고 따른다.

그렇다고 의식이 잠재의식보다 우위에 있다거나 더 중요하다고 할 수는 없다. 선장만 있고 선원이 없는 배는 망망대해에서 속절없이 풍랑에 흔들릴 뿐이다. 배는 선원이 있어야 움직인다. 의식과 잠재의식의 관계도 이와 같다. 잠재의식은 의식이 명령하는 바를 기필코 실행한다. 선장 격인 의식이 "나는 이것을 원해"라고 명확하게 명령하면 선원인 잠재의식은 이를 무조건 실현한다.

잠재의식에 이런 어마어마한 힘이 있는데도 왜 우리는 그간 원하는 바를 성취하지 못한 걸까. 정말로 간절하게 살을 빼고 싶은데, 왜 내 잠재의식은 이런 바람을 실현하지 못한 걸까.

국내 1호 마인드파워 스페셜리스트로서 13년째 활동해오면서 수많은 자리에서 다양한 분들을 만나 마인드를 설명하고, 이 마법의 그래픽을 보여주었다. 그러나 모두에게 마법과 같은 일이 일어나진 않았다. 듣는 것, 아는 것, 이해하는 것, 적용하는 것은 모두 별개의 일이기 때문이다. 들었어도 완벽히 이해하기란 쉽지 않다. 그리고 이해한 바를 내 삶에 적용하기란 더더욱 어렵다.

우리가 마인드파워를 익혀야 하는 이유가 바로 여기에 있다. 마인드에 관한 이 이미지를 정확하게 이해하여 내 삶에 적용하는 것이 바로 마인드파워다. 즉 우리 마음의 근육을 단단히 만들어 눈에 보이지 않는 잠재의식의 근원을 바꾸는 것이다. 당신의 내면에 마인드파워를 장착하면 잠재의식을 완벽하게 내 편으로 만들 수 있다. 당신의 오늘은 어제와 달라질 것이며, 당신의 인생은 완전히 뒤바뀔 것이다.

잘 믿기지 않는다고? '시계 되돌리기 실험'을 다시 떠올려 보자. 우리의 잠재의식을 잘만 활용하면 시간을 거꾸로 돌려 젊음을 되찾는 일도 가능하다. 물론 우리가 살아가는 현실엔 연구팀이 완벽하게 통제하는 실험 환경과 달리 수많은 변수가 도사리고 있으므로 단 5일 만에 20년이나 젊어지기란 쉽지 않다. 아무리 마음을 고쳐먹어도 우리의 현실이 달라지지 않는 이유다. 그러나 마인드파워를 공부하면 온갖 변수로 틀어지기 쉬운 우리 현실을 마치 전문가가 통제하는 실험 환경처럼 만들 수 있고, 그 결과 우리의 잠재의식을 모든 소원을 이뤄주는 만능기계처럼 활용할 수 있다.

살찌는 마인드를 버리고
날씬해지는 마인드를 심어라

네이버 카페 '조성희의 마인드파워(https://cafe.naver.com/ oneamazinglife)'에는 마인드파워를 공부하고 익힌 수많은 '마파팸 (마인드파워 패밀리)'의 인생 역전 사례가 실려 있다. 마인드파워 를 공부한 지 3개월 만에 사내 세일즈 실적에서 1등을 하고 역 대 연봉을 달성한 사례, 빚더미에 시달리던 싱글 맘이 마인드 파워 교육을 받으러 지방에서 서울을 힘겹게 오간 끝에 식당 창업으로 대박을 내고 지점까지 낸 사례, 우울증으로 자살 문 턱까지 갔다가 마인드파워 교육을 통해 몸과 마음의 건강을 되 찾은 사례 등 드라마 같은 이야기가 가득하다. 수업 현장에서 도 예전 멤버분이 불쑥 찾아와서 '가장 힘든 순간, 마인드파워 가 나를 살렸다'고 간증 아닌 간증을 하며 감사를 전하는 광경 을 심심찮게 볼 수 있다.

카페에는 일명 '마파영(마인드파워로 영어 먹어버리기)' 체험 담도 많다. 토플 스피킹 점수가 0점이었지만 마파영 3개월 만 에 목표 점수를 달성하고 평생소원이던 미국 연수를 떠난 49세

공무원부터 마파영으로 영어를 먹어버린 덕분에 해외 취업에 성공한 회사원까지 다양한 사례를 볼 수 있다.

이분들이 한결같이 하는 이야기는 영어를 먹어버리러 왔다가 인생이 바뀌었다는 것이다. 영어에 통달해 좋은 직장을 얻고 승진을 하고 더 많은 기회를 얻었다는 단순한 이야기가 아니다. 핵심은 영어가 아니라 마인드파워에 있다. 이들은 내가 앞서 설명한, 간단하면서도 강력한 마인드의 이미지를 머릿속에 깊이 새기고 마인드파워로 잠재의식의 근원을 바꿈으로써 지금까지와는 전혀 다른 삶을 얻어낼 수 있었다. 영어를 먹어버리게 된 건 그 부록일 뿐이다.

사람들 대부분은 눈에 보이는 현실만이 전부라 생각하고, 이를 바꾸기 위해 부단히 애쓴다. 하지만 아무리 노력해도 다람쥐 쳇바퀴 돌 듯 비슷비슷한 결과만 나올 뿐 큰 변화를 끌어내진 못한다. 눈에 보이는 현실을 근본적으로 바꾸는 것은 보이지 않는 마인드와 잠재의식이라는 사실을 모르기 때문이다. 알더라도 이해하지 못하기 때문이며, 이해하더라도 적용하지 못하기 때문이다.

마인드파워 수업에 오는 이들은 마인드의 구체적이고 명확한 이미지를 제대로 이해할 때까지 훈련하고 또 훈련한다. 마인드가 어떻게 작동하는지를 제대로 이해해야만 내 삶에 지속해서 이를 적용할 수 있고, 변화를 가져올 수 있다.

자, 그럼 다시 처음으로 돌아가보자. 나는 앞에서 요요의 늪에서 벗어나려면 먼저 마인드를 바꿔야 한다고 말했다. 마인드가 달라지지 않으면 몸도 달라지지 않는다고도 했다. '나는 아름다운 몸이 되길 바라지만, 지금 내 몸은 이 모양이니 어쩔 수 없어'라고 생각하면 잠재의식은 이를 진실로 받아들인다. 반대로 '나는 건강하고 날씬해질 거야'라고 생각하면 잠재의식은 이를 실현한다.

이는 달리 말하면 당신이 현재 과체중이거나 비만인 이유는 자신도 모르게 '날씬해지고 건강해지는 생각'이 아니라 '살찌는 생각'을 선택해왔기 때문이라는 것이다.

내 생각이 바뀐 순간부터 변화가 시작된다. 하루에도 오만 가지 잡다한 생각이 머릿속을 스치지만, 그중에서 내가 어떤 생각을 선택하느냐에 따라 내 감정이 바뀌고 몸이 바뀌고 인생이 바뀐다. 살찌는 생각을 하면서 날씬해질 수는 없다. 이제부터는 어떤 생각을 선택해 잠재의식에 심을 것인가를 신중하게 고민해야 한다. 내가 원하지 않는 상태가 아니라 강렬하게 원하는 상태에 집중해야 한다.

물론 처음부터 잘할 수는 없다. 한두 번의 시도로는 마인드파워를 익히기 어렵다. 그러나 원하는 바를 잠재의식에 심어 꽃피우는 경험을 몇 번 반복하면서 마인드파워를 깊이 체득하면 당신이 진정 원하는 삶을 살게 된다. 마인드파워는 당신을 더 건강하고 풍족하고 힘차고 행복한 삶으로 이끌 것이다.

당신은 이미 그 힘을 가지고 있다. 이제부터 당신에게 있는 그 힘을 어떻게 발견하고 작동시킬지 하나하나 알아볼 것이다.

셀프이미지가
나의 모든 것을 만든다

내가 마인드파워를 깊이 공부하고 실천하기 전의 일이다. 당시 나는 하는 일마다 잘 안 풀린다는 핑계로 술독에 빠져 지내는 비만인이었다. 그런데 오랜만에 만난 내 친구는 여전히 날씬하고 예쁘기만 했다. 어쩜 저렇게 자기 관리를 잘할까, 새삼 친구가 자랑스러웠다. 애초에 그 친구는 내게 '넘사벽'이었던 터라 질투하거나 시기하는 마음조차 들지 않았다.

우리는 멋진 레스토랑에서 스파게티와 와인을 먹고, 근처 카페에서 달콤한 디저트를 즐기면서 행복한 시간을 보냈다. 다음 날, 친구에게서 문자가 왔다.

'어제 잘 들어갔어? 우리 어지간히 먹어댔나 봐. 집에 와서 자전거를 한 시간이나 탔는데도 배가 안 꺼지더라.'

그 문자에 나는 적잖이 충격을 받았다. 어젠 나도 배가 불렀다. 그래서 어떻게 했더라? 부른 배를 두드리며 기분 좋게 잠들었다. 배가 부르면 운동해야 한다는 생각 따위는 애당초 내 뇌 구조에 없었다.

내가 친구보다 훨씬 많이 먹었는데, 누가 봐도 운동해야 할 사람은 친구가 아니라 난데, 대체 왜 날씬한 친구는 한밤중에 운동을 했고, 비만한 나는 행복하게 잠을 잤을까. 내가 내린 결론은 이랬다.

'그래, 그러니까 걔는 그 몸 유지하는 거겠지. 게으른 난 이렇게 뚱뚱하게 사는 거고.'

친구의 문자로 받은 작은 충격은 여느 때처럼 나 자신을 게으르고 뚱뚱하다고 비하하면서 흐지부지 사라져버렸다. 나도 그 친구처럼 열심히 운동해서 날씬해지고 싶다는 생각을 1초라도 안 해본 건 아니지만, 이번 생에서는 정말로 실현될 수 없는 꿈인 것 같았다.

나중에 마인드파워를 공부하면서 그 친구와 내가 무엇이 달랐는지 깨달을 수 있었다. 비밀은 바로 셀프이미지Self-Image에 있다. 다른 사람이 나를 보는 이미지를 외부 이미지Outer Image라 하고, 내가 자신을 바라보는 이미지를 내부 이미지Inner Image 또는 셀프이미지라고 한다. 우리는 남들 눈에 내가 어떻게 보일까에만 신경을 쓰기 쉽다. 하지만 정작 중요한 건 남의 시선이 아니라 나 자신의 시선이다.

친구가 한밤중에 자전거를 탄 이유는 스스로 '나는 날씬하고 자기 관리를 잘하는 사람'이라는 셀프이미지를 지니고 있기 때문이다. 이런 사람은 자신이 살찌는 꼴을 가만히 두고 보지 못한다. 어쩌다 조금이라도 살이 찌면 식이조절을 더 철저히 한다거나 운동을 더 열심히 해서 반드시 원래 몸무게로 되돌려 놓는다. 자신의 셀프이미지를 배신하는 결과를 초래하지 않기 위해서다.

반면 당시의 나는 자신을 '게으르고 뚱뚱한 사람'으로 규정하고 있었다. 그러니 배부르게 먹고 온 날 운동할 생각이 들 리

없었다. 그저 행복하게 잠드는 것만이 내 셀프이미지에 걸맞은 행동이었다. 어쩌다 살이 조금이라도 빠지면? '나는 게으르고 뚱뚱한 사람'이라는 셀프이미지를 배신하지 않기 위해 은연중에 다시 살이 쪄버린다.

셀프이미지가 작동하는 방식은 자동온도조절장치와 같다. 온도조절장치를 24℃에 맞춰두면 바깥 기온과 상관없이 실내 온도는 늘 24℃로 유지된다. 어쩌다 온도가 높아지거나 낮아지더라도 히터나 에어컨이 자동으로 작동해 실내 온도를 다시 24℃로 맞춰놓는다.

자, 당신의 셀프이미지는 어느 눈금에 맞춰져 있는가. 셀프이미지가 '뚱뚱한 사람'의 눈금에 맞춰져 있다면 아무리 다이어트를 한다 해도 기어코 '뚱뚱한 사람'으로 되돌아갈 것이다. 따라서 지금 당장 할 일은 셀프이미지를 수정하는 것이다. '나는 게으르고 뚱뚱한 사람'이라는 자기 비하를 멈추고, 잠재의식에 '나는 근사하고 멋진 사람'이라는 셀프이미지를 심어주자. 내 인생의 선장으로서 잠재의식이라는 선원에게 내리는 엄중한 명령이다.

셀프이미지가 내 몸을 날씬하게도
뚱뚱하게도 만든다

"나는 누가 봐도 비만이고 수치상으로도 비만이 확실한데, '나는 날씬한 사람'이라는 셀프이미지를 갖는다고 뭐가 달라질까요? 그건 '셀프이미지'가 아니라 '자기기만' 아닌가요?"

이런 의문이 든다면 자아 이미지 심리학의 선구자, 프레스콧 레키Prescott Lecky 박사의 실험 결과에 주목할 필요가 있다. 교사이기도 했던 레키 박사는 셀프이미지의 변화를 유도하면 학습 능력이 향상되리라 믿고, 자신이 가르치던 학생 수천 명을 대상으로 이와 관련한 조사를 진행했다. 연구 결과, 시험에서 50점 이하를 받는 학생들은 지능이나 능력이 부족한 게 아니라 부적절한 셀프이미지를 지니고 있었음이 밝혀졌다. 자신이 선천적으로 수학적인 개념이 전혀 없다거나 철자에 약하다거나 기억력이 형편없다고 여기는 학생은 예외 없이 해당 과목의 성적이 낮았다.

레키 박사는 이 학생들이 셀프이미지를 바꿀 수 있도록 적극적으로 유도했다. 부정적인 셀프이미지를 강화하는 '나는 실패자' 또는 '나는 낙제생'이라는 표현 대신 '이번 시험에서는 조금 부진했다'는 식의 객관적인 표현을 쓰도록 했다. 그리고 다음 시험에서는 더 나아지리라는 긍정적인 마음가짐을 지니도록 독려했다.

이렇게 부정적인 셀프이미지를 떨쳐내는 데 성공한 학생들에게 놀랄 만한 변화가 일어났다. 100개의 단어 중 55개의 철자를 틀려 낙제했던 한 학생은 다음 해에 평균 91점을 받아 전교 1등을 차지했다. 학점이 나빠 학교를 그만뒀던 여학생은 명문대로 꼽히는 콜롬비아대에 입학해 전 과목 A 학점을 받는 우등생이 되었다.

레키 박사의 이론을 마인드파워 다이어트에 적용하면 어떨까. '나는 비만이다' 또는 '나는 과체중이다'라는 사실을 객관적으로 받아들이는 것까진 괜찮다. 그러나 '나는 원래 게으르니까 이렇게 뚱뚱해도 할 말 없지' '나는 물만 먹어도 살찌는 저주받은 체질이니까 앞으로도 영영 날씬해지진 못할 거야'라는 부정적인 셀프이미지로 이어져서는 안 된다. 다른 사람도 아닌 나 자신이 스스로에 대해 부정적인 이미지를 지니고 있으면 무얼 하든 절대로 좋은 결과를 기대할 수 없다.

마인드파워 다이어트에 참가한 멤버들의 성공 사례만 봐도 셀프이미지가 얼마나 중요한지 짐작할 수 있다.

■ **마인드파워 다이어트 성공 사례**

···다이어트의 기본은 누구나 다 알다시피 적게 먹고 많이 움직이는 것이지만, 그보다 더 중요한 게 있습니다. 바로 셀프이미지예요. 둘째를 낳고 조리원에서 집으로 돌아왔을 때, 네 살짜리 첫째가 동생에게 불러준 노래 가사가 어땠게요? "아빠 곰은 뚱뚱해, 엄마 곰도 뚱뚱해, 아기 곰은 너무 귀여워." 거울을 보니 아이가 찰떡같이 개사했구나 싶더라고요. 출산했는데도 여전히 임신부처럼 불러 있는 내 배를 보니 할 말이 없었어요.

마인드파워 강의를 듣고서 이런 부정적인 셀프이미지부터 떨쳐내기로 했어요. 먼저 내 셀프이미지의 모델이 될 만한 사람을 찾아봤어요. 키 큰 모델들은 나와 너무 거리감이 느껴져 집중이 안 되기에 내 키와 비슷한 연예인 중에서 골라봤습니다. 송혜교와 이효리! 아침마다 '얼굴은 송혜교, 몸매는 이효리'를 외치며 운동을 시작했어요. 그랬더니 절로 운동할 의지가 불타오르면서 예쁘고 날씬해진 것만 같은 착각이 들더라고요.

그렇게 90일간 열심히 운동하고 식단 관리하면서 체중을 8kg 감량했어요. 얼굴은 송혜교, 몸매는 이효리를 외치며 셀프이미지를 만든 덕분인지 몸에 좋은 식단과 충분한 수분 섭취로 피부가 좋아지고, 얼굴 살이 빠지면서 몸의 비율도 근사해졌어요. 이젠 첫째도 '엄마 곰도 뚱뚱해'라는 노래를 더는 하지 않는답니다. _박가희 님(36세)

…우연히 인바디라는 걸 측정했는데, 몸무게는 만삭 시절보다 겨우 1kg 적고, 체지방이 30%에 이르는 경도비만이었어요. 이런 제가 어떻게 운동한 지 90일 만에 체지방을 14.7%로 줄이고 미인대회에 출전해 3위를 차지할 수 있었을까요? 마인드파워를 공부하며 내면의 소리에 집중했기 때문입니다.

저는 스스로를 야박하게 평가하고, 어쩌다 칭찬을 들어도 어색해하는 사람이었습니다. 하지만 세종대왕 소헌왕후 선발대회를 앞두고 '무대 위에서 내가 가장 예쁘다, 나는 무대를 즐긴다'라고 암시하며 연습했어요. 아이들을 대할 때도 왕후가 세자에게 하듯 기품을 잃지 않으려 했고, 평상시 무얼 하든 '나는 소헌왕후니까'라고 생각하며 나 자신을 귀하게 여기려 노력했습니다.

지역 본선에 출전해보니 듣던 대로 출전자들의 이력이 참 대단했어요. 한국무용대회 금상 수상자도 있었고 현직 아나운서도 눈에 띄었지요. 예전 같았으면 제 못나고 부족한 부분만 생각하며 속상해하고 기가 죽었겠지만, 마인드파워로 셀프이미지를 강화한 덕분인지 오로지 목표에만 차분하게 집중할 수 있었어요. 그리고 당당히 미美의 자리에 오를 수 있었습니다.

_윤은심 님(44세)

뼛속까지 우아하고 날씬한
프랑스 여자들의 비밀

『프랑스 여자는 살찌지 않는다』라는 책이 있다. 흥미를 잡아끄는 제목 덕분에 출간 당시《뉴욕 타임스》, 아마존 등지에서 베스트셀러 1위에 오르며 화제를 모았다. '프랑스 여자' 하면 어떤 이미지가 떠오르는가. 우아하고 스타일 좋고 날씬하고 기품 있는 이미지를 떠올리는 사람이 나뿐만은 아닐 것이다. 이 책은 왜 프랑스 여자들에게 이런 이미지가 따라붙는지 그 이유를 분석하고 설명한다.

프랑스인은 포도주를 무척 좋아해서 거의 매일 마시다시피 한다. 파스타며 치즈, 빵, 초콜릿 등도 즐겨 먹는다. 식단만 봐서는 프랑스 여성들이 유독 날씬하고 아름다울 이유는 없어 보인다. 그렇다면 왜 프랑스 여자들은 살찌지 않을까.

프랑스인은 평상시에도 늘 정찬처럼 절차와 형식에 맞게 요리하고 세팅한다. 소중히 여기는 그릇, 유리잔, 테이블보를 동원해 식탁을 아름답게 꾸미는 것도 좋아한다. 또 프랑스인은 음식을 다양하게 그러나 조금씩 먹는다. 가장 맛있는 음식을 먹는 도중에 갑작스레 식탁을 떠나야 할 때도 아쉬워하지 않는다. 이제껏 먹은 음식에 깊은 만족감을 느끼기 때문이란다.

이 책에 따르면, 프랑스인은 요리할 때 '쓰레기를 넣으면 쓰레기 맛이 난다Garbage in, Garbage out'는 원칙을 잊지 않는다고 한다. 프랑스 여자들이 좋은 식재료를 구하는 데 기꺼이 많은 돈을 지불하고 수고를 아끼지 않는 이유다. 이렇게 요리를 할 때 양보다 질을 더 중요하게 생각하면 좋은 음식을 조금씩 먹을 수밖에 없을 것이다.

그러나 나는 프랑스 여자가 살찌지 않는 가장 중요한 이유는 따로 있음을 이 책을 읽으며 바로 간파했다. 바로 셀프이미지다. 프랑스 여자들은 자신이 뼛속까지 우아하다는 셀프이미지를 가지고 있다. 이는 아주 어릴 때부터 그녀들의 할머니와 어머니에게서 물려받은 것이다.

생각해보라. 자신이 우아하고 아름답다고 느끼는 여성이 커다란 대접에 한가득 음식을 담아서는 TV를 보며 게걸스럽게 먹을 수 있을까. 배고플 때마다 길거리에서 아무 음식이나 사서는 마구 먹어댈 수 있을까. 건강을 생각하지 않고 패스트푸드나 정크푸드를 사 먹을 수 있을까. 배가 부른데도 아깝다는 이유로 그릇에 남은 음식을 싹싹 긁어 먹을 수 있을까.

자신이 우아하고 아름답다고 생각하는 여성은 절대로 이렇게 행동하지 않는다. 아무리 배가 고파도 아무거나 입에 넣진 않을 것이다. 몸에 좋은 신선한 재료를 사서 정성껏 요리할 것이다. 아무도 없는 집에서 혼자 식사할지라도 아끼는 그릇을 꺼내 보기 좋게 음식을 담고, 테이블 위에는 은은하게 촛불을 밝힐 것이다. 음식은 천천히 씹어 음미하고, 행여 음식이 남더라도 아까워서 다 먹어 치우는 짓은 하지 않을 것이다.

'나는 뼛속까지 우아한 여성'이라는 이러한 셀프이미지는 프랑스 여자들의 모든 선택과 행동에 영향을 준다. 그녀들은 스스로 자신에게 걸맞은 최고의 대우를 해준다.

긍정적인 셀프이미지가 이렇게 대단한 결과를 가져온다는 것이 누군가에게는 마법처럼 느껴질 것이다. 그러나 셀프이미지와 마인드를 완벽하게 이해한 사람에게 이는 마법이 아니라 지극히 당연하고 이치에 맞는 현실이다.

'나는 날씬하고 우아하고 품위 있는 사람이다.'

이런 셀프이미지가 처음에는 남의 옷을 얻어 입은 듯 영 어색할 것이다. 어쩌면 자기기만으로 느껴질 수도 있다. 하지만 자신을 그런 사람으로 인식하면 언젠가는 실제로 그런 사람이 된다. 내 잠재의식이 기어코 나 자신을 그런 사람으로 만들어 놓기 때문이다.

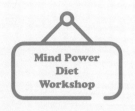

Mind Power
Diet
Workshop

새로운 셀프이미지 만들기

한번 생각해보자. 당신은 이제껏 어떤 셀프이미지를 지니고 있었나. '나는 무엇이든 할 수 있는 사람'이라고 생각했나, 아니면 '나는 게으르고 뚱뚱한 사람'이라고 자신을 평가절하하진 않았나. 부정적인 셀프이미지는 부정적인 결과로, 긍정적인 셀프이미지는 긍정적인 결과로 이어진다.

셀프이미지가 부정적이었다면 반드시 긍정적으로 바꿔야 한다. 당신이 셀프이미지를 만들면 그 셀프이미지도 당신을 만든다는 사실을 명심하자.

나는 자신을 어떻게 생각하고 있었나?

이제까지의 셀프이미지를 적어보자

_____

_____

_____

_____

_____

_____

_____

_____

_____

_____

_____

_____

나는 자신을 어떻게 생각하고 싶은가?

나의 새로운 셀프이미지를 적어보자

_____

_____

_____

_____

_____

_____

_____

_____

_____

_____

_____

_____

_____

내가 원하는 내 모습을
마음속에 생생하게 그려라

자, 자신에 대한 부정적인 이미지를 떨쳐내고 긍정적인 셀프이미지를 확립했다면 그다음에는 무얼 해야 할까. 당장 운동화를 신고 나가 달려야 할까. 아니면 헬스장 회원권 결제부터 해야 할까. 이제 막 시동을 걸려는데 찬물을 끼얹어 미안하지만, 잠깐만 마음을 가라앉히고 생각해보자. 나는 자신이 어떤 모습이 되길 바라는가.

첫 번째 마인드파워 다이어트를 시작하기 전, 나는 내가 원하는 몸에 대해 아주 구체적인 그림을 그렸다. 얼마나 구체적이었냐면 신체 부위별로 이상형을 찾았다. 멋진 몸을 가진 여성들 사진을 펼쳐놓고 마치 카탈로그에서 상품을 고르듯 "이게 내 팔이야" "이건 내 어깨야" 하면서 부위별로 이상형을 명확하게 설정했다.

팔과 어깨의 이상형은 오래 고민하지 않았다. 아주 오래전부터 꿈꿔온 모델이 있었기 때문이다. 당당한 뉴욕 여성 네 명의 사랑과 우정을 담은 미국 드라마 〈섹스 앤 더 시티Sex and the City〉는 내가 전 시즌을 다 찾아볼 만큼 참 좋아한 작품이다. 특히 캐리 브래드 쇼 역을 연기한 배우 사라 제시카 파커가 드레스를 입은 모습은 언제 봐도 감탄을 자아냈다. 그녀의 어깨와 팔의 근육은 마른 듯 탄탄하고 섬세해서 너무나 건강하고 섹시해 보였다. 마인드파워 다이어트를 시작하면서 그녀의 어깨와 팔을 떠올린 건 아주 당연한 일이었다.

복근과 다리는 일명 '몸짱 아줌마'로 유명한 정다연 씨를 목표로 삼기로 했다. 이렇게 워너비 모델을 명확하게 찾고 보니 7주 안에 이런 몸을 만든다는 게 과연 가능할까 싶었지만, 의심하지 않고 무조건 된다고 믿기로 했다.

'47kg의 근육질 몸짱이 되어 기쁘고 감사합니다!'

설정한 목표를 현재형으로 종이에 적어 눈에 잘 띄는 곳에 붙여두었다. 목표가 정해졌으니 이제부터는 오롯이 집중하는 일만 남았다. 마인드파워 다이어트를 성공적으로 완수하고 바디 프로필 사진을 남길 생각에 시작도 하기 전에 가슴이 설레고 두근거렸다.

기대를 숨기지 못하고 트레이너 선생님에게 사라 제시카 파커와 정다연 씨의 사진을 들이밀며 7주 안에 이런 몸으로 만들고 싶다고 말했다. 그런데 트레이너 선생님은 난처하다는 듯 웃기만 했다.

"7주는 너무 짧아요. 7주 안에 이런 몸이 되기는 거의 불가능합니다."

나는 물러서지 않고 자신 있게 말했다.

"가능해요. 마인드파워로 충분히 이뤄낼 수 있습니다."

트레이너 선생님도 지지 않았다.

"너무 큰 기대는 하지 않는 게 좋아요."

7주 뒤, 트레이너 선생님의 우려가 무색하게도 나는 사라 제시카 파커의 어깨와 팔근육, 정다연 씨의 복근과 다리를 내 것으로 만드는 데 성공했다.

변화는 내게만 일어나지 않았다. 대체 마인드파워가 뭐기에 이런 일이 가능하냐며 놀라던 트레이너 선생님은 마인드파워 수업을 듣기 시작하더니 심화 과정까지 모두 수료했다. 이제 그녀는 "이런 몸을 그렇게 빨리 만들기는 불가능해요"라고 말하지 않고, 누구에게든 "마인드파워로는 충분히 가능합니다"라는 말을 해준다고 한다.

인생 처음으로 47kg이라는 체중에 도달한 기분은 뭐라 말할 수 없을 만큼 짜릿했다. 단 하나 걸리는 것은 얼굴이었다. 체지방이 단기간에 급격하게 빠지면서 얼굴 살도 사라져 너무나 늙어 보였다. 몸에만 신경 쓰고 얼굴 이상형은 선택하지 않았던 탓이다.

전혀 예상하지 못한 일이었지만, 이 시행착오를 겪은 후로는 몸무게에 크게 집착하지 않게 되었다. 목표 달성 여부 못지않게 그 과정에서 무얼 배우고 얼마나 발전하는지가 중요하다는 사실도 깨달았다.

내가 원하는 모습을
고해상도로 새겨라

모든 성공한 사람들이 가장 먼저 한 일은 무엇일까. 목표를 명확하게 설정하는 것이다. 명확한 목표 없이 성공한 사람은 단 한 명도 없다. 목표가 있어야 성장할 수 있고, 비로소 인생 회로가 바뀌기 시작한다. 그런데 사람들 대부분은 바로 여기에서부터 난감해한다.

"내가 진정으로 원하는 게 뭔지 잘 모르겠어요."

나는 왜 자신이 무엇을 원하는지조차 알지 못할까. 답은 간단하다. 한 번도 진지하게, 가만히 앉아서 생각할 시간을 갖지 않았기 때문이다.

대개 자신이 원하는 바를 잘 알고 있다고 생각하지만, 실은 그렇지 않은 경우도 많다. 가령 '부자가 되고 싶어' '영어를 잘하고 싶어' '날씬해지고 싶어'와 같은 목표가 그렇다. 이렇게 막연하고 불분명한 생각은 희망 사항일 뿐 목표가 아니다.

목표를 설정한다는 건 내 잠재의식에 무언가를 주문한다는 뜻이다. 카탈로그에서 콕 집어 "이거 살 테니 보내주세요" 하는 것과 같다. 의식이 무언가를 주문하면 잠재의식은 이를 실현하고자 최선을 다한다. 그런데 당신의 주문이 너무나 흐리멍덩해서 잠재의식에 정확하게 전달되지 못하면 어떻게 될까. 당연히 결과도 흐리멍덩해진다.

좀 더 많은 돈을 원해, 좀 더 좋은 집에 살고 싶어, 좀 더 좋은 직장에 다니고 싶어, 좀 더 영어를 잘하면 좋겠어…. 이런 흐리멍덩한 말은 힘을 발휘하지 못한다. 이제부터는 '좀 더' 대신 구체적인 단어를 넣어보자. 구체적으로 얼마를, 어떤 집을, 어떤 일을, 어떤 능력을 원하는지 명확하게 말할 수 있어야 한다.

마인드파워 다이어트를 시작할 때도 마찬가지다. 그저 살을 좀 더 빼고 싶다고만 생각해서는 아무런 변화도 일어나지 않는다. 내가 그랬듯 부위별로 어떤 몸을 원하는지 구체적으로 떠올리는 정도는 되어야 비로소 잠재의식이 올바른 신호를 받아 제대로 작동하기 시작한다.

■ 마인드파워 다이어트 성공 사례

…마인드파워 다이어트(바디 프로젝트) 참여를 결심하고서 가장 먼저 한 일은 나만의 워너비를 찾아 욕실 거울에 붙여두는

것이었어요. 내가 원하는, 건강하고 탄탄한 근육을 지닌 여성들 사진이었지요. 매일 아침 그 사진들을 보며 의지를 불태웠어요. 휴대전화 바탕화면과 메신저 프로필도 그 사진들로 바꾸고 자주 들여다봤고요.

취침 전과 기상 후에는 그 사진들 속 이미지를 머릿속으로 그려 봤어요. 사진 속 여자들처럼 체중 54kg, 체지방 14%의 완벽한 몸의 주인공이 된 나 자신을 상상했습니다.

그리고 마침내 바디 프로필을 찍는 날, 그토록 원하던 숫자가 체중계에 찍혔어요. 비록 체지방은 14%에 못 미쳤지만, 그래도 무척 만족스러웠습니다. 초콜릿 복근을 가진 제가 상상 속에서 현실로 뚜벅뚜벅 걸어 나오는 마법 같은 순간이었어요.

_서은주님(54세)

이 사례에서처럼 잠재의식에 전달할 주문서를 작성한다고 생각하고 고해상도로 이미지를 상상해야 한다. 주문서가 구체적이고 생생할수록 잠재의식이 더 잘 알아듣는다.

'내가 할 수 있는 일'이 아니라
'나를 두렵게 하는 일'을 목표로 삼아라

처음으로 마인드파워 다이어트에 도전할 때, 트레이너 선생
님은 7주 안에 내가 원하는 몸을 만들기란 거의 불가능에 가깝
다고 호언장담하다시피 했다. 흥미롭게도 나만 이런 경험을 한
것이 아니었다.

> **■ 마인드파워 다이어트 성공 사례**
> ⋯마인드파워로 체지방 15%를 달성한 사례를 여럿 목격하면
> 서 나도 할 수 있다는 자신감이 생겼습니다. 그런데 사실 제 체
> 지방이 어느 정도인지도 잘 몰랐어요. 그저 마인드파워로는 뭐
> 든 할 수 있다는 자신감으로 무작정 헬스장으로 달려갔습니다.
> 그런데 3개월 만에 체지방을 15%로 줄이고 싶다는 제 말에 트
> 레이너 선생님이 어이없다는 듯 웃더라고요.
> "현재 회원님 체지방이 33%예요. 체지방 15%는 정말 힘들어
> 요. 죽을 둥 살 둥 해도 6개월 넘게 걸려요."
> 응원은커녕 김빠지는 소리만 들었지만, 저는 포기하지 않았어

요. 3개월 만에 체지방 15%에 도달한다는 목표를 마음속에 더욱 단단히 새겼지요.

매일같이 제가 원하는 몸을 머릿속으로 선명하게 그렸어요. 몸무게 10㎏, 체지방은 15%까지 감량하고 애플힙을 만들어 바디 프로필을 찍는 제 모습을 상상했습니다. 운동 두 달째까지는 큰 변화가 보이지 않다가 한 달을 남겨둔 시점에서 갑자기 체지방이 쭉쭉 빠지고 근육량이 늘기 시작했습니다.

그리고 마침내 몸무게를 10.9㎏ 감량하고, 체지방 14%에 도달할 수 있었습니다. 트레이너 선생님은 제 엄청난 변화에 정말 깜짝 놀라셨어요. 이 정도로 빠른 변화는 시술로밖에 나오지 않는다면서, 혹시 측정 기계가 오류를 일으킨 건 아닌지 의심까지 했지요.

이번 일로 저는 구체적으로 목표를 설정하는 것이 얼마나 중요한지 몸소 체험했습니다. 단순히 다이어트에 성공하고 싶다는 바람만 있었다면 이렇게 빨리 감량에 성공하지 못했을 거예요.

_송지은 님(36세)

만일 이 사례의 주인공이 트레이너 선생님의 말에 기가 죽어 목표를 낮춰 잡았다면 어떻게 됐을까. '전문가가 안 된다고 하면 안 되는 거 아닌가, 내가 너무 허황한 욕심을 부렸나' 하고 뒤로 물러났다면 어떻게 됐을까. 단 3개월 만에 체지방을 33%에서 15%로 떨어뜨리는 마법과도 같은 일은 절대로 실현되지 못했을 것이다.

사람들이 목표를 설정할 때 저지르는 공통적인 실수가 하나 있다. 이제껏 쌓인 경험에 비춰볼 때 '이 정도면 해볼 만하다' 싶은 목표만 떠올린다는 것이다. 왜 사람들 대부분은 목표를 낮게 설정할까. 달성할 수 있다는 믿음이 있어야 노력할 원동력이 생기기 때문이다. 아무리 해도 안 될 일이라면 노력하는 보람이 없으니, 노력하면 될 법한 일을 목표로 삼는 것이다.

그런데 마인드파워를 익히고 훈련한 사람에게는 '아무리 해도 안 될 일'이란 존재하지 않는다. 남들 눈에는 '실현 불가능한 일'로 보일지 몰라도 마인드파워로는 '실현 가능한 일'이 되기 때문이다. 그래서 우리의 목표는 마인드파워를 모르는 사람들의 목표보다 더 크고, 더 높다.

목표를 설정할 때 반드시 기억할 한 가지는 내가 할 수 있는 일이 아니라 정말로 원하는 일을 선택해야 한다는 것이다. 할 수 있는 일을 목표로 삼으면 할 수 있는 만큼만 이루고, 원하는 일을 목표로 삼으면 원하는 바를 이룬다. 나의 스승, 밥 프록터가 늘 하는 말이 있다.

당신이 정하는 목표는 늘 당신을 설레게 하는 동시에 두렵게 해야 합니다 When you set a goal, it should excite and scare you at the same time.

충분히 이룰 수 있는, 쉽고 낮은 목표는 설렘과 두려움을 동시에 주지 못한다. 설레기도 하고 두렵기도 하려면 그 목표는 달성하기 매우 어려워야 한다. '내가 과연 이 목표를 이룰 수 있을까' 아득하고 두려우면서도 '그렇게만 된다면 얼마나 좋을까' 하고 가슴이 두근대는 일을 목표로 삼아야 한다는 것이다.

이 몸에 체지방 15%를 목표로 한다면 남들이 나를 얼마나 비웃을까, 전문가인 트레이너 선생님도 안 된다는데 내가 꿈꾼다고 과연 될까, 거창한 목표를 세웠다가 잘 안 되면 더 부끄럽고 실망스럽지 않을까…. 이런 걱정으로 움츠러들지 말자. 제 손으로 울타리를 치고 그 안에 자신을 가두지 말자.

몇 차례 요요로 살이 더 찌고 나면 대개 '이 몸으로 평생을 살아야지 어쩌겠어'라고 체념한다. 하지만 그렇지 않다. 내 몸은 내가 선택할 수 있다. 마치 백화점에서 원하는 색상의 립스틱을 선택하듯 내 몸도 내 선택대로, 내 마음대로 만들 수 있다.

이제껏 우리는 '너는 안 된다, 너는 못 한다'라는 말을 더 많이 듣고 살았다. 뚱뚱하다는 손가락질을 받기 싫어 살을 빼겠다고 하면 "그 나이에 무슨 다이어트냐, 그냥 살던 대로 살아라" 하는 소리를 들어야 했다. 남들이 내게 그런다고 나조차 자신에게 그래선 안 된다. 나 자신에게 스스로 제한을 두지 말자. 내게 허락된 것, 할 수 있는 것만 꿈꾸지 말고, 내 마음속 깊은 곳에서 정말로 원하는 것을 꿈꾸고 선택하자. 그리고 마침내 이뤄내자.

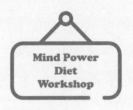

내가 원하는 몸을 내 스스로 선택하기

당신의 몸은 유전자나 주변 환경, 생활 습관이나 식습관에 따라 결정되지 않는다. 당신의 선택에 따라 결정된다. 내가 선택하는 것이 곧 내 몸이 된다는 말이다.

'내가 될 수 있는 몸'이 아니라 '내가 정말로 원하는 몸'을 선택해야 한다는 사실이 중요하다. '내가 정말로 이런 몸이 될 수 있을까' 하고 두려운 동시에 설레는 마음이 들어야만 옳은 선택을 한 것이다. 자, 당신은 어떤 몸을 원하는가. 자신과의 대화를 통해 내가 진정 무엇을 원하는지 알아보자.

내가 진정 원하는 몸이 무엇인지 구체적으로 적어보자

팔, 다리, 어깨, 허리 등 부위별 워너비 모델을 적어도 좋다

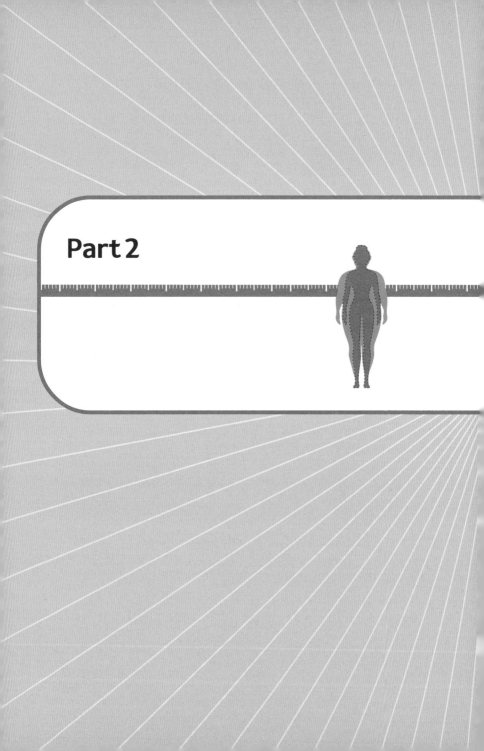

Part 2

Change

마인드파워의 기적,
몸과 마음을 변화시키다

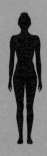

How awesome you are!

기록하라, 마인드파워
스위치가 켜질 것이다

마인드파워 다이어트(바디 프로젝트) 2기
부터는 '액션 플랜 90일 노트'를 쓰는 훈련을 했는데, 이 노트
첫 페이지에 내가 쓴 문구는 이것이었다.

"I am getting stronger, slimmer, and healthier everyday!"

나는 매일 강해지고, 날씬해지고, 건강해진다! 나 자신을 위
해 외치는 일종의 자기 암시문인 셈이다. 이렇게 내가 원하는
모습을 한 문장으로 만들어 반복해 외치는 것만으로도 그 내용

이 잠재의식 속에 단단히 뿌리내려 에너지가 만들어진다.

불가능해 보이는 일을 꿈꾸고, 그것이 마치 이뤄진 양 현재형으로 기록함으로써 꿈을 기필코 현실로 만든 사람들이 있다. 이런 성공 사례는 우리 주변에 수없이 많다. 그런데 왜 사람들은 자기 목표를 기록하고 자신을 위해 큰 소리로 외쳐주는, 어렵지도 부담스럽지도 않은 이 일을 실천하지 않을까.

꿈과 목표라고 말은 하면서도 실은 자신이 그것을 이루지 못할 거라 생각하기 때문이다. 목표를 기록하면 반드시 이뤄진다는 사실을 못 믿기 때문일 수도 있다. 또 혹시라도 목표를 이루지 못할 때 생길 실망감과 자괴감에서 자신을 보호하기 위함일 수도 있다.

한번 생각해보자. 나 자신을 믿지 못하면서, 내가 이룰 수 있으리라 믿지 못하면서 어떤 일을 성공시키고 어떤 꿈을 이룰 수 있을까. 모든 성공은 내가 반드시 이룰 수 있다는 믿음에서 시작한다. 그리고 그 믿음을 환기하고 끊임없이 일깨우는 과정이 바로 기록이다.

'적자생존', 적는 자만이 끝까지 살아남는다. 한 치의 오차도 없이 내 잠재의식에 명령을 전달하기 위해 그 기록은 현재형으로 생생하게, 직관적이고 간결하게 남기는 것이 좋다. 매일 같은 내용을 반복해 쓰거나 나 자신에게 들려주듯 큰 소리로 외치면 환기 효과와 에너지가 더 커진다. 그 기록을 꼭꼭 숨겨두지 않고 널리 공유하거나 공개까지 한다면 그야말로 금상첨화다. 남 보기 부끄러워서라도 더 노력하게 되는 건 물론이고, 서로를 향한 응원과 열정이 어우러지면서 대단한 시너지 효과가 생긴다.

Part 1을 통해 내 몸은 내가 선택할 수 있다는 믿음을 얻었다면, Part 2에서는 그 믿음을 바탕으로 변화를 일으키는 방법을 알아보기로 한다. 물론 그 변화는 지속 가능한 것이어야 한다. n년차 다이어터라면 잘 알겠지만, 체중은 빼기보다 유지하기가 더 어렵다. 따라서 변화가 일시적이어서는 안 된다. 다시는 이전의 몸으로 돌아가지 않도록 아주 근본적인 변화를 만들어야만 한다.

잠재의식의 가장 깊은 곳, 내 몸의 세포 하나하나까지 변화시킨다는 마음으로 마인드파워의 스위치를 올려보자. 그 첫걸음이 바로 기록하기다.

꿈을 현실로 끌어당기려면
현재형으로 생생하게 기록하라

어떻게 적어야 꿈에 더 효과적으로 다다를 수 있을까. 마인드파워 다이어트에서 실제로 쓰고 있는 액션 플랜 90일 노트를 보면 이해가 쉬울 것이다(이 글 뒷장에 실제 노트의 예시가 있으니 참고하길 바란다).

노트 맨 앞장 상단에는 사진을 붙이는 공간이 있다. 자신이 원하는 몸과 최대한 가까운 모델을 찾아 그 사진을 붙이면 된다. 이를 노트뿐 아니라 컴퓨터나 휴대전화의 바탕화면, 욕실과 화장대의 거울, 냉장고 문 등 곳곳에 붙여두고 수시로 보면 목표를 상기하고 집중력을 유지하는 데 큰 도움이 된다.

그 아래에는 내 목표를 쓰는 공간이 있다. 목표는 반드시 현재 시제로 적어야 한다. 마침내 내가 원하는 몸이 되었을 때 언제 어디에서 무엇을 하고 있을지 상상하되, 그것을 미래형이 아닌 마치 지금 일어나고 있는 일처럼 현재형으로 생생하게 적어야 한다. 잠재의식은 진짜와 가짜를 구별하지 못한다. 우리가 마치 목숨이라도 건 듯 무언가에 절실하게 몰입하면 잠재의식은 정말로 목숨이 달린 일인 줄 알고서 죽을 둥 살 둥 노력을 기울인다. 목표를 미래형이 아닌 현재형으로 적으면 잠재의식은 현재 일어난 일로 착각하고서 그것을 현실로 구현하기 위해 모든 힘을 끌어모은다.

그다음 페이지에는 목표 달성을 위한, 구체적인 액션 플랜 세 가지를 적는 공간이 나온다. 그 아래는 내가 원하는 몸이 되기 위해 버려야 할 습관과 포기해야 할 것을 적는 공간이다. 마지막으로 작성한 날의 날짜를 쓰고 서명하면 기본적인 준비는 끝난 셈이다.

한 장을 넘겨 그다음 페이지부터는 매일의 목표를 현재형으로 다시 한번 기록하고, 어떤 운동을 했으며 무엇을 먹었는지를 일기 쓰듯 기록하면 된다. 마인드파워 다이어트에서는 소규모 팀을 꾸려 각자 작성한 노트를 매일 인증하고 서로 응원하도록 독려하고 있다. 만일 개인적으로 마인드파워 다이어트를 하고 있다면 이 노트를 자신의 SNS에 올리거나 친구와 공유하는 것도 좋은 방법이다.

다음은 매일 꾸준히 액션 플랜 90일 노트를 작성한 후기다.

■ 마인드파워 다이어트 성공 사례

…노트를 펼칠 때마다 내가 원하는 바디 사진과 나와의 약속 세 가지를 보면서 내 목표를 계속해서 상기할 수 있었습니다. 꿈이 아득히 멀리 있지 않고 이미 내 곁에 와 있는 것처럼 느껴져서 볼 때마다 용기가 났어요. 매일매일의 식단과 운동량을 기록하면서는 목표에 점점 가까워지고 있음을 실감할 수 있었습니다. 사실 운동이나 식단 관리를 포기하고 싶은 적도 많았어요. 하지만 노트를 펼쳐 내가 바란 이미지, 내가 쓴 글을 보면서 끝까지 버틸 힘과 자신감을 얻었어요.

내가 목표를 이룰 수 있었던 건 매일 내 목표를 적고 생생하게 상상했기 때문입니다. 이 간단한 원리를 매일 꾸준히 실천했기에 목표 달성에 성공할 수 있었다고 생각합니다. _송지은 님(36세)

뒤에서 더 자세히 설명하겠지만, 기록하기의 효과를 더 높이고 싶다면 매일매일의 기록을 큰 소리로 읽어보길 바란다. 아침저녁으로 노트의 첫 번째와 두 번째 페이지에 적힌 내 목표와 액션 플랜, 포기할 것과 버릴 습관 등을 다짐하듯 큰 소리로 읽으면 된다.

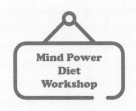

꿈을 현실로 만드는 액션 플랜 노트 작성하기

　　마인드파워 다이어트에서 실제로 사용하고 있는 액션 플랜 노트를 공유한다. 첫 번째와 두 번째 페이지는 한 번만 쓰고, 세 번째 페이지부터는 매일 일기 쓰듯 작성해보자. 간결하게 쓰고 같은 내용을 반복하여 그 내용이 내 잠재의식에 단단히 뿌리내리게 만들자.

　　여기서 그치지 않고 이 기록을 주변 사람들끼리 공유하면 서로에게 보내는 응원과 독려가 힘이 되어 식이조절과 운동을 포기하지 않고 꾸준히 할 수 있다.

액션 플랜 노트 첫 번째 페이지를 채워보자

내가 원하는 몸을 가진 모델의 사진을 여기에 붙여보자

나의 MIND POWER BODY 목표!

건강하고 아른다운 모습을 한 나는
언제, 어디에서 무엇을 하고 있는가?
지금 이뤄진 것처럼 현재 시제로 쓰자!

_____

_____

_____

_____

_____

_____

액션 플랜 노트 두 번째 페이지를 채워보자

나의 POWER Action Plans!

> **MIND POWER BODY 목표를 이루기 위해 '지금 당장'
> 내가 시작할 수 있는 3가지 명확한 계획은 무엇인가?**

1. _____

2. _____

3. _____

나만의 POWER 결심!

> **이 꿈을 이루기 위해 나는 기꺼이 무엇을 포기할 것인가?
> 이 세상에 대가 없는 보답은 없다!
> 꿈을 이루기 위해 과감히 보내버릴 것들을 쓰자!**

_____

_____

_____

_____

_____ 년 _____ 월 _____ 일 _____ (서명)

액션 플랜 노트 세 번째 페이지를 채워보자

No.   **Date**   /   /

■ 운동 ■ 건강한 식사 ■ 응원 댓글

MY GOAL

● **My Power Action** ●

■	■
■	■
■	■

- 식사 -

- 운동 -

매일 일기처럼 기록하여 꿈을 내 것으로 만들자

No.　　　　**Date**　　　　**/**　　　　**/**

■ 운동　■ 건강한 식사　■ 응원 댓글

```
┌─ MY GOAL ──────────────────────────┐
│                                    │
│                                    │
│                                    │
└────────────────────────────────────┘
```

● **My Power Action** ●

■	■
■	■
■	■

- 식사 -

- 운동 -

몰입, 빠르게 몸을 만드는
파워 액션 비법

한 예능 프로그램에서 진행자가 탄탄한 근육질의 남자에게 물었다.

"어떻게 하면 그런 몸이 되나요? 정말 부럽네요."

주변에서 감탄사가 쏟아지자 남자가 웃으며 대답했다.

"운동하고 싶을 때만 했다면 이렇게는 안 됐겠지요."

이 말이 정답이다. 운동하기 싫은 날도, 어려운 날도 있었을 테지만, 남자는 아마도 예외 없이 매일매일 자신과의 약속을 지켜왔을 것이다. 그 건강하고 탄탄한 몸은 한결같이 성실하게, 그러나 매일 새로운 마음으로 노력을 기울인 증거다.

아인슈타인의 명언 중에 이런 말이 있다.

"어제와 똑같이 살면서 다른 미래를 기대하는 것은 정신병 초기 증세다."

이 말을 마인드파워 다이어트에도 고스란히 적용할 수 있다.

"어제와 똑같이 살면서 날씬하고 건강한 몸이 되기를 기대하는 것은 정신병 초기 증세다."

어제처럼 밥 세 공기 다 먹고, 손가락 하나 꼼짝 안 하면서 전지현 배우와 같은 몸이 되길 바란다면? 아무리 잠재의식에 신호를 보내도 변화는 일어나지 않을 것이다.

내가 원하는 바가 무언지 들여다보고 어떤 몸이 되길 바라는지 알았다면, 그 목표를 명확히 기록하여 잠재의식에 심어두었다면 이제는 자리에서 벌떡 일어날 시간이다. 목표를 향해 달려가야만 한다. 이제부터 가장 필요한 힘은 바로 몰입과 집중력이다.

7주 만에 바디 프로필을 찍을 만한 몸을 만들고 나면 사람들이 내게 묻는다.

"어떻게 그렇게 단기간에 몸을 만들 수 있어요?"

비결은 몰입에 있다. 나뿐만 아니라 마인드파워 다이어트 참가자들 모두가 몰입과 완전한 집중을 통해 그 짧은 기간 안에 기적을 일궈낼 수 있었다.

공부나 업무라면 몰라도 마인드파워 다이어트에는 어떤 식으로 몰입해야 할지 모르겠다는 사람도 많다. 먼저 몰입을 유도할 방법부터 찾아야 한다. 그러려면 내가 왜 마인드파워 다이어트를 시작하려 했는지 맨 처음 장면을 되돌아볼 필요가 있다. 바로 그 장면에 몰입의 열쇠, 즉 나의 절실함과 간절함이 있기 때문이다.

몰입의 에너지는
간절함에서 솟는다

마인드파워 다이어트 지원자들에겐 공통점이 하나 있다. 지원할 때 심정이 딱 이랬다는 것이다.

"이제 이렇게는 단 하루도 못 살겠다."

"징글징글하고 지긋지긋해서 이렇게는 못 살아!"

내가 소위 '영어를 먹어버리던' 시절에도 그랬다. 스물두 살의 나는 더는 이렇게 못 살겠다는 간절함으로 마음이 터져버릴 것 같았다. 지하철을 타고 귀가하던 길, 차창에 비친 내 모습은 여느 때와 다름없었지만 그날따라 나는 새삼 견디기가 힘들었다. 나도 모르게 마음속으로 외쳤다. '저 여자는 내가 아니야, 내가 바라는 모습이 아니야!'

집에 돌아온 나는 노트를 펴고 미친 듯 문장을 써 내려갔다. '이제 좀! 더는 제발! 이렇게 살고 싶지 않아. 달라지고 싶어! 내 인생, 내가 바꾼다. 나는 성공한다. 꼭 성공한다!'

그러려면 뭐부터 해야 하지? 내가 무얼 원하는 사람이었더라? 그래, 나는 언제나 해외에서 뜻을 펼치고 싶었어. 그럼 일단 영어부터 시작하자!

그때 처음으로 인생의 명확한 목표가 생겼다. 영어를 먹어버린다는 것은 내겐 언어 구사력을 습득하는 일 이상의 의미였다. 그것은 내 인생을 변화시키겠다는 간절한 염원이었다.

영화 〈미녀는 괴로워〉를 수도 없이 반복해 보던 시절이 있었다. 볼 때마다 김아중 배우가 연기한 주인공 한나에게 깊이 공감하며 함께 눈물을 흘렸다. 한나가 목숨을 걸고 전신 성형을 감행한 건 인생을 변화시키려는 간절한 염원이 있었기 때문이다. 누군가에겐 한나의 변신이 말도 안 되는 엉터리 설정으로 보였겠지만, 당시의 내겐 사람이 죽기를 각오하면 어떻게든 갈망을 현실로 만들 수 있다는 증거로 보였다.

'파부침주破釜沈舟'라는 말이 있다. 솥을 깨고 배를 가라앉힌다는 뜻이다. 막강한 진나라 군대와의 승산 없는 전투를 앞둔 항우는 장하강을 건너자마자 병사들에게 타고 온 배를 모두 부숴 침몰시키라고 명령한다. 또 3일분의 음식을 만든 후에 모든 밥솥을 깨뜨리라고 한다. 항우의 병사들은 타고 돌아갈 배도 없고, 3일 후면 식량마저 바닥나는 처지가 되어버렸다. 더는 물러날 데가 없어진 항우의 군대는 죽을 각오로 싸울 수밖에 없었고, 아홉 번의 전투 끝에 승리를 쟁취한다.

사람들 대부분은 무언가를 도모할 때 플랜 B를 만들어둔다. 그래야 실패하더라도 리스크를 줄일 수 있고, 무리하지 않으면서 일을 추진할 수 있다고 생각한다. 하지만 플랜 B를 만들어두지 않을 때 나도 모르게 발휘되는 무시무시한 힘이 있는 것이 사실이다. 물러설 곳이 없으면 세상 두려울 것도, 못 이룰 일도 없게 마련이다.

플랜 B가 있는 사람의 에너지는 반드시 분산된다. '체중 감량에 성공하면 좋고, 아니면 말고' 식으로 생각하는 사람은 절대 성공할 수 없다. '이번 기회에 반드시 원하는 몸을 만든다, 더는 예전처럼 아프고 불편한 몸으로 살지 않겠다' 하는 절실한 마음이 있어야만 주변 모든 에너지를 끌어당길 수 있다.

'이번 마인드파워 다이어트에서 실패하면 어쩌나, 또 요요가 오면 어쩌지' 하는 생각은 애당초 머릿속에서 지워버리자. 지금은 도전하기로 마음 먹었다면, 그 절실함만 기억해야 한다.

나는 오로지 마인드파워 다이어트만을 위해
존재한다고 생각하라

당신은 운동하면서 무슨 생각을 하는가. 너무 힘들어서 아무 생각을 못 할 것 같아도 실은 우리 머릿속에는 운동 끝나고 무얼 먹을지, 운동복을 하나 더 장만할지 말지, 오늘 회사에서 그 사람은 내게 왜 그런 이야기를 했는지, 냉장실에서 썩어가는 양배추를 어떻게 처치해야 할지 등등 오만 가지 잡념이 가득할 것이다.

머릿속이야 어떻든 근육은 움직이고 있으니 운동 효과는 있지 않겠냐고 할지도 모른다. 그러나 우리 몸은 그렇게 작동하지 않는다. 지금 내가 움직이고 있는 근육에 온 신경을 집중해야 비로소 운동 효과가 생긴다.

나는 새로운 운동을 배울 때마다 트레이너 선생님에게 이 운동은 내 몸 어떤 부위를 자극해 어떤 효과를 내느냐고 늘 묻는다. 그리고 해당 부위에 최선을 다해 집중한다. 너무 힘들어 더는 운동하지 못할 것 같다가도 '내가 이 부위는 누구누구처럼 만들기로 선택했지!' 하고 떠올리면 힘이 솟구치고 집중력이 유지된다.

첫 마인드파워 다이어트 때, 내가 액션 플랜 90일 노트에 적은 목표는 '47kg의 근육질 몸짱이 되어 기쁘고 감사합니다!'였다. 그리고 이를 위해 세 가지 액션 플랜을 짰다.

1. 트레이너 선생님과 일주일에 3회 이상 운동한다.
2. 트레이닝을 받지 않을 때는 혼자서 유산소 및 복근 운동을 40분

이상, 최소한 일주일에 2회 이상 한다.

3. 무얼 먹든지 식단 일기를 세세하게 작성한다.

마인드파워 다이어트 초반에는 가뜩이나 일도 바쁜데 운동이나 식이조절까지 신경 써야 한다는 생각에 부담스럽고 불편하기만 했다. 매번 의식적으로 노력해야만 간신히 하루의 액션 플랜을 완수할 수 있었다. 그러나 시간이 흐르자 의식적인 노력이 필요했던 일들이 루틴이 되고 습관으로 자리 잡으면서 한결 편해졌다.

나중에는 액션 플랜을 실천하지 않으면 오히려 불편해지는 지경에 이르렀다. 운동을 거르면 몸이 찌뿌둥해지고, 몸에 좋지 않은 음식을 먹으면 속이 더부룩해졌다. 국물 요리라면 사족을 못 쓰던 내가 녹황색 채소, 닭가슴살, 저지방 우유, 사과, 바나나 등으로 구성한 건강한 식단에서 깊은 만족감을 느끼게 되었다. 내가 원하는 몸, 원하는 상태에 집중하다 보니 생활 습관과 식생활이 자연스럽게 변화한 것이다.

때론 시간이 없거나 피곤하다는 핑계로 운동을 거르고 싶었고, 스트레스를 받으면 맵고 짠 음식에 술 한잔 곁들이고 싶은 마음이 간절해지기도 했다. 그럴 때마다 내가 마인드파워 다이어트를 얼마나 절실한 마음으로 시작했는지, 내가 어떤 몸이 되길 바라는지 온 마음을 다해 떠올리고 집중했다.

디데이가 다가올수록 내 몸은 내가 원하는 상태에 빠르게 가까워졌다. 일주일 전부터는 내가 운동하는 모습을 구경하는 사람들까지 생겼다. 내게 대회에 나가느냐고 묻는 사람도 있었다. 매일 아침 거울을 볼 때마다 나조차 내 몸의 변화에 깜짝깜짝 놀랄 정도였다.

그 이후로도 나는 우리 패밀리들에게 힘을 실어주고자 마인드파워 다이어트에 아홉 차례 더 도전했고, 매번 원하는 바를 이뤄냈다. 그 성공 비결은 누가 뭐래도 몰입과 완벽한 집중이라 할 수 있다. 완벽하게 집중한다는 것은 일상의 중심을 마인드파워 다이어트에 둔다는 뜻이다. 나는 오직 마인드파워 다이어트만을 위해 존재하는 사람이라고 생각해야 한다.

누군가는 "살려고 살 빼지, 살 빼려고 사는 건 아니지 않냐"고 한다. 맞는 말이다. 평생을 마인드파워 다이어트에 바칠 필요는 없다. 온 힘을 기울여 집중하는 건 오로지 마인드파워 다이어트 기간만이다. 그 이후로는 평생 요요 없는 건강한 삶을

살 수 있다. 인생에서 단 90일만 집중하면 죽을 때까지 끄떡없
으니 그야말로 남는 장사 아닐까.

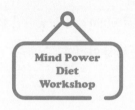

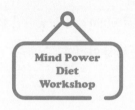

집중력을 위한 간절함 끌어올리기

몰입과 집중력을 끌어올리려면 절실함과 간절함을 유지해야 한다. '돼도 그만, 안 돼도 그만'이라는 마음가짐으로는 몰입하기 어렵고, 목표도 이룰 수 없다.

내가 마인드파워 다이어트를 시작할 때 어떤 마음이었는지를 잊지 말자. 그 간절함이 몰입의 원동력이 된다. 다른 그 무엇이 아니라, 온전히 '나'를 위해서 어떻게 바뀌고 싶은가? 왜 바꿔야만 하는가? 나에 대한 진지한 결심은 결국 나를 바꾸게 만든다.

내가 처음 마인드파워 다이어트에 도전하기로 마음먹은 날,

어떤 일이 있었고 어떤 마음이었는지 일기 쓰듯 적어보자

_____

_____

_____

_____

_____

_____

_____

_____

_____

_____

_____

_____

_____

식단 조절 말고
감정 조절이 먼저다

어느 날 마인드파워 수업을 듣는 한 여성 수강생이 앞으로 3개월간 15kg을 감량하겠다고 선언했다. 그녀는 모두의 응원 속에 순탄하게 마인드파워 다이어트를 시작했지만, 의외의 복병을 만났다. 그것은 바로 맛동산이었다. 다른 건 몰라도 맛동산만큼은 도저히 끊을 수가 없다는 것이었다. 맛동산을 멀리하려 할수록 맛동산 생각만 하다 결국 그것을 먹게 된다고 했다.

이렇게 특정 음식에 대한 집착을 버리지 못해 괴로워하는 사람이 상당히 많다. 나도 음식 집착에 있어서는 둘째가라면 서러운 사람이다. 앞에서 햄버거 중독 이야기를 잠깐 했지만, 실은 내가 집착한 음식이 한둘이 아니다. 가장 심각했던 건 국물에 대한 집착이다. 스물두 살까지 술독에 빠져 지낸 나는 속을 푼다는 핑계로 끼니마다 국물을 빼놓지 않고 먹었다. 곰탕, 추어탕, 매운탕, 김치찌개, 짬뽕 등등 모든 국물 요리를 사랑했고, 건더기는 남겨도 국물은 남기지 않는다는 나름의 신조까지 확고해서 친구들이 국물만 보면 내가 떠오른다고 할 정도였다.

그러던 내가 '식단 조절'의 시옷 자도 모른 채로 마인드파워 다이어트에 도전했으니 어떤 일이 벌어졌을까. 트레이너 선생님이 내 식단 일기를 보고는 혀를 차며 말했다.

"매끼 국물 요리를 드셨네요? 국물 요리는 몸 만드는 데 가장 큰 적입니다! 오늘부터 국물은 한 모금도 안 됩니다. 무조건 끊으셔야 해요."

그야말로 청천벽력 같은 말이었다. 혹시 '금탕 현상'이라고 들어봤나 모르겠다. 국물을 끊은 지 며칠이 지나자 손이 떨리고 만사가 귀찮고 신경이 예민해졌다. 매 순간이 고통스러웠다.

운동하러 가던 길, 횡단보도 앞에서 신호를 기다리는데 하필 근처 포장마차에서 어묵탕 냄새가 솔솔 풍겨왔다. 먹을까, 말까, 먹을까, 말까…. 신호가 바뀌길 기다리는 그 짧은 순간에 내 머릿속에서는 치열한 전쟁이 벌어졌다. 딱 한 숟가락, 정말로 딱 한 숟가락 정도면 괜찮지 않을까? 마음이 기우는 순간, 하늘이 도운 것처럼 신호등 색깔이 바뀌었다.

국물 요리는 고통, 건강한 요리는 기쁨일지니

식단 일기를 작성해 당신의 트레이너나 영양사에게 보여주면 당신을 살찌게 만든 주범을 단번에 찾아 알려줄 것이다. 아니, 사실 당신은 이미 알고 있다. 당신의 체중이 나날이 늘고 얼굴이 붓고 속이 더부룩하고 여드름이 나는 이유가 어떤 음식 때문인지. 지금껏 그 정체를 몰라서 못 끊은 게 아니다. 알면서도 눈감고 싶었을 뿐이다.

몸에 나쁜 줄 알면서도 우리는 왜 어떤 음식을 끊어낼 수 없을까. 분명 햄버거를 멀리하리라 마음먹었는데 어째서 지금 내 손엔 더 큰 햄버거가 들려 있을까. 맛동산을 먹지 않으려 할수록 어째서 맛동산 생각이 뇌리를 떠나지 않을까. 음식은 우리 감정과 밀접하게 연결되어 있다. 이 사실을 인정하지 않은 채 의지력으로만 식이조절을 하려니 실패가 반복되는 것이다.

몇 년 전 갑자기 등이 간지럽더니 붉은 발진이 일기 시작했다. 발진은 등에서 목을 타고 얼굴까지 올라왔고, 밤잠을 설칠 만큼 가려움증도 심해졌다. 여러 피부과를 전전했지만, 도무지 차도가 없었다. 그러다가 우연히 지인 소개로 용하다는 한의원에 갔고 뜻밖의 진단을 받았다. 나는 원래 고기를 먹으면 면역력이 떨어지는 체질이란다. 젊을 때야 별 증상 없이 넘어갈 수 있지만, 나이 들어서까지 육식을 즐기면 건강은 악화하고 성격이 포악해지며, 수명까지 줄 수 있다고 했다.

동네 고깃집 VVVIP로 꼽힐 만큼 육식을 즐겼건만, 그 말을 듣자마자 나는 거짓말처럼 고기가 싫어졌다. 한약을 먹던 두 달간 고기를 딱 끊고 생선만 먹었는데도 전혀 괴롭지 않았다. 고기는 '공포', 생선은 '안전'이라는 메시지가 내 뇌리에 확고하게 새겨졌다.

고기 킬러였던 내가 단번에 고기를 끊을 수 있었던 건 육식을 계속하면 수명이 줄 수도 있다는 소리에 더럭 공포심을 느꼈기 때문이다. 한없이 좋아하던 고기에 부정적인 감정이 연결되니 입에 넣긴커녕 갑자기 쳐다보기도 싫어졌다. 이처럼 식이조절의 성공 포인트는 의지력이 아닌 감정 조절에 있다.

잠시 눈을 감고 가만히 생각해보자.

• 죽어도 못 끊는 바로 그 음식을 계속해서 먹으면 3년 뒤, 5년 뒤의 나는 어떤 모습일까. 나는 어떤 대가를 치러야 할까.
• 신선한 채소와 과일, 건강한 식단을 가까이하면 3년 뒤, 5년 뒤의 나는 어떤 모습일까. 나 자신을 어떻게 느끼고 바라보게 될까.

자, 선택할 시간이다. 지금 초콜릿이 듬뿍 들어간 도넛을 먹는 즐거움이 훗날의 괴로움보다 더 크다면 그냥 먹어도 좋다. 그러나 그런 선택을 내리는 사람은 거의 없을 것이다.

'금탕 현상'에 시달리던 시절, 눈을 감고 앞으로도 끼니마다 국물 음식을 먹는다면 3년 뒤, 5년 뒤 내 모습이 어떨까 생각해봤다. 얼굴은 통통 붓고 피부는 엉망진창인 내 모습이 떠올랐다. 그런 자신을 얼마나 원망하고 미워할지는 안 봐도 뻔했다.

이번엔 국물 요리를 끊고 채소와 과일 등 건강한 음식을 먹으면 어떤 모습일지 상상해봤다. 건강하고 날씬하고 피부에 윤기가 도는 나 자신이 그려졌다. 사이즈 고민 없이 옷을 사는, 자신감 넘치는 상상 속의 내 모습이 참 마음에 들었다.

이때부터 '국물 요리는 고통, 건강한 식단은 기쁨'이라는 공식을 나 자신에게 반복해서 주입했다. 그랬더니 언젠가부터 포장마차에서 어묵탕 냄새가 풍기면 먹지 못해 괴로운 게 아니라 냄새를 맡는 게 괴로워졌다. 국물 요리를 떠올릴 때마다 부정적인 감정이 뒤따르니 더는 국물 요리를 먹지 못해도 힘들지 않았고, 허벅지를 찌르며 의지력을 발휘할 일도 없어졌다.

음식의 지배자가 될 것인가, 노예가 될 것인가

다이어터에게 식이조절은 극한의 고통이다. 나도 열흘간 줄기차게 달걀노른자나 토마토만 먹어대거나 하루에 사과 반쪽만 먹고 버텨본 적이 있었다. 이에 따르는 엄청난 고통의 대가로 살이 5kg쯤 빠지기도 했다. 그러나 그렇게 뺀 살은 반드시 돌아왔다. 이렇듯 근본 원인을 살피지 않으면 요요는 끝도 없이 되풀이된다.

생명체는 본능적으로 고통을 회피하려 한다. 우리가 번번이 식이조절에 실패하는 이유는 식이조절 자체를 고통으로 인식하기 때문이다. 따라서 식이조절을 지속하려면 음식을 못 먹어 고통스러운 게 아니라 몸에 나쁜 음식을 먹어서 고통스럽다는 사실을 내 잠재의식에 주입할 필요가 있다. 몸에 해로운 음식을 먹는 행위를 고통과 연결함으로써 더는 그런 음식을 먹고자 하는 욕구가 생기지 않도록 해야 한다.

그러려면 몸에 해로운 음식을 지속해서 섭취할 때 미래의 내 모습이 어떨지 생생하게 상상하고, 그런 자기 모습에 어떤 감정이 드는지 느껴보는, 일종의 조건화 과정을 거쳐야 한다. 과거의 나쁜 식습관은 고통으로, 앞으로 가질 좋은 식습관은 즐거움으로 인식할 수만 있다면 평생 힘들지 않게 식이조절을 할 수 있다.

■ 마인드파워 다이어트 성공 사례

…퇴근하면 스트레스를 푼답시고 맥주 두세 캔과 안주를 먹는 낙으로 살았어요. 냉장고에 맥주가 떨어지면 불안했고, 탄수화물 중독 탓인지 조금만 배가 고파도 식은땀이 나고 손발이 떨리는 통에 늘 맥주와 군것질거리를 쌓아두고 지냈습니다.

마인드파워 다이어트를 시작하면서 가장 먼저 맥주를 끊기로 했어요. 식단도 한 끼에 단백질과 탄수화물 100g씩, 나머지는 채소로만 구성했고요. 처음에는 형벌이 따로 없구나 싶었는데, 내가 만들고 싶은 몸의 이미지를 떠올리며 참고 견디니 차차 익숙해지더라고요.

매일 아침 5시면 체중계 위에 올랐어요. 눈금에 미세하게나마 차이가 있는 날이면 얼마나 기쁘던지요. 그런 하루하루가 모여 한 달이 되고 두 달이 되니 제법 큰 변화가 보이더군요.

그때 깨달았어요. 맥주와 기름진 안주가 주는 즐거움은 내가 원하는 몸이 되어가는 만족감에 비하면 아무것도 아니라는 걸요. 사람은 한번 좋은 걸 경험하고 나면 다시는 이전으로 돌아가지 못해요. 큰 집에서 살던 사람은 작은 집에 만족하지 못한다고 하잖아요. 자기 성취의 기쁨도 이와 같아요. 내가 원하는 대로 내 몸을 선택하고 만들어가는 과정은 먹고 마시는 저차원의 기쁨과는 비교가 안 될 만큼 고차원의 기쁨이라 한번 경험하면 다시는 예전으로 돌아갈 수 없어요. _서은주 님(54세)

…부끄러운 이야기지만, 10년 동안 마을 이장을 하면서 주민들과 소통한다는 핑계로 술을 꽤 많이 마셨어요. 술 없는 삶은 재미가 없는 정도가 아니라 의미가 없다고까지 생각했지요. 그러다가 마인드파워 다이어트에 최선을 다하고 싶어 자발적으로 90일간 금주를 선언했습니다.

그랬더니 주변에서 꽤 놀라더라고요. 그 좋아하던 술을 어떻게 단번에 끊었냐고요. 사실 목표가 명확하니 금주도 그리 어렵지는 않았어요. 음주보다 몸만들기가 훨씬 더 재밌더라고요. 술 마시며 희희낙락하던 과거의 나 자신이 한심하다는 생각까지 들었어요.

90일 동안 마인드파워 다이어트에 몰입해 20대의 몸매를 되찾았어요. 자그마치 30년 세월을 되돌린 셈이네요. 90일간 30년 젊어졌으니 해볼 만한 도전 아닌가요? _김경숙 님(57세)

마인드파워 다이어트 도전자들의 후기가 말해주듯 날씬하고 건강한 사람들은 입을 기쁘게 하는 음식보다 몸을 기쁘게 하는 음식을 먹는 데서 더 큰 즐거움을 느낀다. 포만감보다 공복감에서 더 큰 만족감을 느낀다. 그들은 더는 음식에 끌려다니지 않는다. 자신의 삶을 자기가 주도하고 장악하는 법을 알게 되었기 때문이다.

변화 심리학의 최고 권위자, 토니 로빈스Tony Robbins는 이렇게 말했다.

성공의 비결은 고통과 즐거움에 휘둘리는 것이 아니라 그 고통과 즐거움을 활용하는 법을 배우는 것이다. 만일 그렇게 된다면 당신은 자신의 인생을 지배하게 될 것이다. 그렇지 않다면 당신은 인생의 노예가 될 것이다.

오늘 저녁, 당신은 어떤 식사를 하게 될까. 당신의 몸에 좋은 에너지를 채워줄 음식을 먹을까, 아니면 혀의 쾌락만을 좇는 음식을 먹을까.

질문을 바꿔보겠다. 오늘 저녁, 식탁에 앉은 당신은 어떤 사

람일까. 자기 자신의 인생을 지배하는 사람일까, 아니면 인생의
노예일까.

선택은 어디까지나 당신의 몫이다.

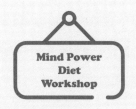

감정과 연결해 식단 조절하기

식단 조절은 의지력이 아니라 감정의 문제라는 사실을 배웠다. 이제는 당신을 골치 아프게 만드는 다이어트 훼방꾼을 소환해 부정적인 감정과 연결해야 한다. 반대로 좋은 습관은 긍정적이고 즐거운 감정으로 인식하는 연습도 필요하다.

지금까지 외면했던 진실을 마주해야 할 때다. 나를 망가뜨린 그 음식들과 단호하게 이별하자.

다음 질문에 솔직하게 대답해보자.

지금까지 다이어트를 실패하게 만든 음식이 분명히 있을 것이다

죽어도 못 끊을 것 같은 음식은 무엇인가?

_____

_____

_____

_____

_____

그 음식을 계속해서 먹으면 3년 뒤, 5년 뒤의 나는 어떤 모습일까?

_____

_____

_____

_____

_____

반면 신선한 채소와 과일, 건강한 식단을 가까이하면

3년 뒤, 5년 뒤의 나는 어떤 모습일까?

그런 자신을 어떻게 느끼고 바라보게 될까?

나는 포도주를 무척 좋아한다. 식사할 때 포도주 한두 잔을 곁들이는 건 나만의 소소한 행복이다. 그런데 마인드파워 다이어트에 도전하는 기간엔 아무래도 포도주 마시기가 부담스럽다. 대신 파인애플 식초와 탄산수를 섞어 마시는데, 포도주 생각을 싹 잊을 만큼 아주 만족스럽다. 음식의 유혹을 참기 어렵다면 나처럼 대체 음식을 찾는 것도 한 방법일 것이다.

당신이 즐기는 음식 중 몸에 해로운 음식이 있는가?

그렇다면 그것을 대체할 음식으로는 무엇이 좋을까?

정체기를 극복하는 주문
"위기는 신의 선물이다"

살면서 가장 힘들었던 때가 언제였냐는 질문을 받으면 떠오르는 시절이 있다. 벌써 10년도 더 된 일이다. 당시는 마인드파워 관련 일을 막 시작한 터라 경제적으로 무척 힘들었다. 벼랑 끝에서 밀려 떨어지면 또 다른 벼랑이 나타났다. 믿었던 이들에게 연속해서 배신을 당했고, 나도 모르는 채무가 산더미처럼 쏟아져 나를 짓눌렀다. 줄을 잇는 사건 사고로 법원을 내 집처럼 들락거리자니 억울하고 분해서 밤에 잠도 안 왔다. 배신감과 충격에 몸이 땅으로 꺼지는 것만 같았다. 그나마 오랜 기간 마인드파워를 공부하며 다진 마음 근력이 있었기에 와르르 무너지지 않을 수 있었다.

나를 추슬러 일으켜 세울 사람은 세상에 오직 한 사람, 나밖에 없었다. 다시 정신을 차리고 내가 진정 원하는 상태가 되기 위해 집중해야 했다. 새로이 마음을 다잡을 전환점이 필요해 다시 마인드파워 다이어트에 도전하기로 결심했다. 기한은 6주로 잡았다.

그런데 잠도 못 자고 스트레스도 많이 받아서인지 4주간 나름 철저히 식단을 관리하고 운동했는데도 몸에 별 변화가 나타나지 않았다. 노력하는데도 성과가 없으니 너무나 답답하고 힘들었다. 정신없이 일하는데도 채무 관계로 내 손에 들어오는 수입은 거의 없었고, 먹지도 자지도 못한 채 운동하는데도 몸마저 마음먹은 대로 바뀌질 않으니 급기야 화가 치밀어 오르면서 그만 다 때려치우고 도망치고만 싶었다.

바로 그 순간, 예전에 어디선가 읽은 글귀가 마음속에 선명하게 떠올랐다.

'위기는 신의 선물이다.'

신은 인간에게 선물을 보낼 때 반드시 '문제'로 포장한다고 한다. 그 문제를 풀어야만 비로소 신이 내게 주신 선물을 품에 안을 수 있다. 문제를 푸는 동안 갖가지 어려움에 부딪혀 고통받겠지만, 우리에게 쏟아지는 성공, 행복, 성장 등의 축복은 이런 고통 없이 거저 얻어지지 않는다.

생각이 여기에 이르자 비로소 마음이 편안해졌다. 죽을 만큼 힘들어도 언젠가 이 시기는 지나갈 테고, 나는 한층 성장한 모습으로 찬란하게 피어날 거라고 나 자신에게 속삭여주었다.

그 시절의 나는 옳았다. 지금의 나는 그 시절을 웃으며 추억할 수 있다. 그 시절 덕분에 더 성숙해졌노라고, 더 나은 사람이 되었노라고 말할 수 있다.

누구에게나 위기는 온다. 아니, 어쩌면 우리 삶 자체가 위기의 연속일지도 모르겠다. 그 위기를 신의 선물로 받아들여 '문제'라는 포장지를 잘 풀어보려는 사람은 그 선물을 찾을 것이요, 위기에 파묻혀 괴로워만 하는 사람은 끝내 아무것도 얻지 못할 것이다.

한 치 앞도 보이지 않을 때, 너무 힘들고 외롭고 괴로울 때, 이 문제만 잘 풀면 신의 선물을 찾게 되리라는 사실을 잊지 않길 바란다. 그렇게 신의 선물을 찾은 후에는 세상 쿨하게 외치는 거다.

"OK, 통과!"

다음 단계에서도 또 다른 문제가 나를 기다리고 있겠지만, 나는 더 성숙하고 현명한 사람이 되었으므로 더 빨리 문제를 풀고 선물을 찾을 수 있다. 그러면 또 힘차게 외치면 된다.

"OK, 통과!"

힘들면 자신에게 질문하라,
답은 내 안에 있다

두 번째 마인드파워 다이어트 때, 공복 유산소운동이 갈수록 너무 힘들어졌다. 기상 30분 이내 공복 상태에서 하는 유산소운동은 체지방을 가장 빨리 태울 수 있어 마인드파워 다이어트의 필수 요소로 꼽힌다. 안 할 수는 없는데, 하고도 싶은데, 갈수록 힘들어지니 미칠 지경이었다.

'아, 대체 왜 이렇게 힘들지? 왜 이렇게 하기 싫지?' 나 자신에게 질문하고 노트에 적다 보니 내가 왜 그리 공복 유산소운동에 부담을 느끼는지 알게 되었다. 실은 운동 그 자체가 아니라 헬스장까지 가는, 한겨울의 얼어붙은 새벽길이 싫었던 거다. 오가는 데만 30분이 소요되어 아침마다 허둥지둥 바쁘게 움직이는 것도 싫었다.

세상 만물에는 상대되는 개념이 있다. 위가 있으면 아래가 있고, 뜨거운 게 있으면 차가운 게 있고, 안이 있으면 밖이 있고…. 이런 우주 법칙에 따르면, 풀리지 않는 문제가 있으면 어딘가에 반드시 그 해결책이 존재하게 마련이다.

'어떻게 하면 내가 공복 유산소운동을 부담 없이 즐길 수 있을까?' 자신에게 질문하면 답은 반드시 내 안에서 나온다. 해결책을 찾기 위해 며칠간 고민하다가 갑자기 번쩍하고 답이 떠올랐다. 바로 '섹시 바이크'였다.

시간에 쫓기지 않고 추위에 떨지도 않으면서 유산소운동을 하려면 실내 자전거가 제격이었다. 실내 자전거에 애착을 느끼기 위해 '섹시 바이크'라는 별명으로 부르기로 했다. 그냥 '실내 자전거'라고 부르면 땀을 뻘뻘 흘리며 힘들어하는 나 자신이 떠오르지만, '섹시 바이크'라고 부르면 페달을 밟을 때마다 섹시해지는 내 모습이 떠오른다.

여기에 그치지 않고 섹시 바이크를 타는 동안 내가 정말로 존경하는, 변화 심리학의 권위자이자 동기부여 전문가 토니 로빈스의 세미나 영상을 보기로 했다. 그랬더니 공복 유산소운동이 힘들거나 지겹기는커녕 오히려 그 시간이 좋아서 아침에 눈이 번쩍 떠지는 놀라운 일이 벌어졌다. 내게 가치 있고 의미 있는 활동을 유산소운동과 결합하니 시너지 효과가 났다. 아침마다 실내 자전거를 8km씩 타는데도 힘들거나 지겹지 않았다. 아침 강의가 있는 날에도 거르지 않고 최소 5km를 탔다. 기분 좋은 날엔 하루 두 번을 타기도 했다.

이렇게 공복 유산소운동에 대한 부담감과 압박감은 깨끗하게 사라지고 자전거 타는 데 순수한 즐거움을 느끼기 시작했다. 자전거를 탈 때마다 내 몸이 에너지로 충만해지는 게 느껴졌다. 그러자 공복 유산소운동에 대한 내 감정이 '부담'에서 '감사'와 '즐거움'으로 바뀌었다. 음식에 대한 우리의 감정을 바꾸면 식이조절이 더 쉬워지는 것처럼, 운동도 긍정적인 감정과 연결하는 것이 무엇보다 중요하다.

이제 내게 섹시 바이크는 단순한 운동기구가 아니다. 기분이

가라앉거나 우울할 때 섹시 바이크의 페달을 힘차게 밟으며 땀을 흘리면 오히려 힘이 생기고 용기가 충전된다.

■ 마인드파워 다이어트 성공 사례

…마인드파워 다이어트를 덜컥 시작하긴 했는데, 아이 둘을 키우다 보니 운동할 시간을 내기가 쉽지 않았어요. 아이들 컨디션이나 남편의 야근 및 회식 여부에 따라 운동 계획이 오락가락 흔들렸지요. 운동을 잘 마친 날엔 기분이 좋았지만, 그렇지 않은 날엔 우울하고 조급해졌어요. 때로는 운동할 짬이 생겨도 우울해서 운동할 의욕이 나지 않았고요.

이래선 안 되겠다 싶어서 '마인드파워 몸짱 1기' 라이브 방송을 보면서 다시 동기부여를 했어요. 무엇보다 스트레스를 받지 않고 늘 기분 좋은 상태를 유지하는 데 주력하기로 했어요. 운동을 못 하는 날에도 신나는 음악을 틀어놓고 열심히 집안일을 하면서 걷기 만 보를 채웠어요. 엉덩이를 흔들며 설거지를 하노라면 점점 흥이 오르면서 운동하고 싶은 욕구가 마구 솟아오릅니다. 첫째 아이가 쪼르르 달려와 함께 엉덩이춤을 추면 기분이 두 배로 좋아지지요.

예전에는 조금만 움직여도 금세 피곤해져 자리에 드러누웠는데, 요즘은 없는 집안일도 찾아서 할 정도로 활동적으로 지내고 있어요. 그러자 남편에게도 변화가 찾아왔습니다. 내 기분이 좋아 보이니 자기 기분도 좋아진다면서 시키지도 않았는데 재활용 쓰레기나 음식물 쓰레기를 버려주네요. 얼마 전까지만 해도 피곤하다는 소리를 달고 살며 남편에겐 설거지 좀 해라, 애들에겐 어지르지 좀 마라, 잔소리를 퍼부었는데 이제 집안 분위기가 완전히 달라졌어요. _박가희 님(36세)

이 후기의 주인공은 육아로 운동할 시간을 내지 못할 때마다 무기력과 우울감이 찾아오고, 운동할 짬이 나도 운동할 의욕이 안 생겨 고민이었다. 많은 사람이 공감하겠지만, 시간이 없다기보다 마음의 여유가 없어 운동을 못 하는 경우가 상당히 많다. 우울하면 운동할 의욕도 떨어지게 마련이다. 그런데 자신에게 그 해결책을 물은 결과, 운동을 못 한다고 스트레스받을 게 아니라 그럴수록 일상을 더 활기차게 꾸려보자는 해답을 얻는다.

마인드파워 다이어트 초반에는 동기부여가 잘되어 운동이든 식단이든 계획대로 잘 해내다가 어느 순간 정체기가 오면 몸과 마음이 다 흔들린다. 그럴 때는 "나 정말 못 할 것 같아. 정말로 하기 싫어!"라고 외칠 게 아니라 '이게 왜 하기 싫어졌지?' 하고 나 자신에게 물어야 한다.

고통을 원하는 사람은 없다. 따라서 어떻게 하면 이 고통을 즐거움으로 전환할까, 어떻게 하면 부정적인 감정을 긍정적인 감정으로 변화시킬까, 어떻게 하면 마이너스를 플러스로 바꿀까를 자신에게 물어야 한다. 내가 고통스러운 공복 유산소운동을 신나는 섹시 바이크로 변신시켰듯이 당신도 고통을 즐거움으로 바꿀 수 있다. 이런 능력을 지닌 사람은 제아무리 어려운 일도 즐겁게 지속할 수 있다. 이것이 바로 몸에 좋은 습관이 만들어지는 기본 메커니즘이다.

마지막 1℃의 힘을 믿으면
기적이 일어난다

'나도 기막히게 멋진 애플힙 한번 가져보고 싶다!'

마음속에 이런 열망이 서서히 끓어오를 무렵, 지인의 소개로

한 여성 트레이너 선생님을 만나게 되었다. 그런데 우연인지 운명인지 그분은 내가 머릿속에 그렸던 완벽한 엉덩이의 소유자였다. 나도 모르게 실례를 무릅쓰고 물어봤다.

"선생님 엉덩이, 운동으로 만드신 거예요, 아니면 타고나신 거예요?"

선생님의 대답은 희망적이었다.

"저 완전히 하체 비만이었어요. 이 엉덩이는 별별 다이어트를 다하고 피나게 노력해서 만든 거랍니다!"

노력하면 얻을 수 있는 엉덩이라니! 트레이너 선생님 말씀을 굳게 믿고 곧바로 훈련에 돌입했다. 목표는 당연히 그녀와 같은 엉덩이를 만드는 것이었다.

당시는 정말 절박하고 진지하게 운동해야만 하는 시기였다. 조만간 싱가포르 초청으로 열리는 '마인드 앤 바디 워크숍'을 진행해야 했기에 그야말로 제대로 몸을 만들어놔야 했다. 이 사실을 잘 알고 있던 트레이너 선생님은 연일 강도 높은 운동으로 내 입에서 비명이 나오게 했다.

엉덩이를 단련하는 운동이 이렇게나 많을 줄 몰랐다. 정말이지 엉덩이가 찢어질 것 같은 순간도 여러 번이었다. 나는 죽을 만큼 힘든데 트레이너 선생님은 언제나 "한 번 더!"를 외치고 또 외쳤다. 그러면 나는 짐승처럼 포효하며 마지막 한 번을 끝내고 바닥에 철퍼덕 쓰러지곤 했다. 다른 사람들 눈에 내가 어떻게 보일지는 신경 쓸 여력조차 없었다.

그런데 언젠가부터 엉덩이가 하루가 다르게 봉긋해지기 시작했다. 마인드파워 수업을 듣는 여성 수강생들이 "대표님, 엉덩이 좀 잠깐 만져봐도 될까요?" 하고 물을 정도였다.

그때 깨달았다. '아, 이게 바로 마지막 1℃의 힘이구나!' 물은 온도가 99℃까지 올라도 마지막 1℃가 채워져서 100℃가 되기 전까지는 절대로 끓지 않는다. 이제껏 아무리 열심히 해왔어도 마지막 하나, 바로 그 하나를 포기하면 변화는 일어나지 않는다.

죽을 만큼 힘들어 포기하고 싶은 바로 그 순간에 '하나 더' '한 번 더'를 해내는 것이 얼마나 큰 차이를 만들어내는지 깨달을 수 있었다. 그때부터 나는 근육이 터질 듯 힘든 순간을 즐기게 되었다. 한 번 더, 하나만 더 하면 임계점을 넘게 되리라는 걸 알기 때문이다.

■ 마인드파워 다이어트 성공 사례

…마인드파워 다이어트에 도전한 지 70일이 지난 시점, 내 몸무게는 여전히 58kg에 머물러 있었습니다. 한 달 안에 목표인 52kg에 도달할 수 있을지 의심스러웠지만, 포기할 수는 없었어요. '정체기가 끝나면 드라마틱한 변화가 일어날 거야. 이런 게 바로 도전하는 재미 아니겠어?' 하면서 마음을 다잡았지요.

이렇게 긍정적으로 생각할 수 있다니 나 자신이 신기했어요. 그간 마인드파워 카페에서 좋은 글을 읽고 패밀리들의 응원을 받다 보니 '된다, 된다, 꼭 된다!' 하는 자신감이 나도 모르게 마음에 뿌리내렸나봐요.

마지막 2주부터 몸이 확 달라질 거라는 조성희 대표님과 코치님의 말씀이 특히 큰 힘이 되었어요. 기적의 2주를 만들어보자는 마음으로 다시 식단 조절과 운동에 몰입, 또 몰입했습니다. 그리고 마침내 마인드파워 다이어트 마지막 날, 목표 체중에 도달할 수 있었어요! _박가희 님(36세)

상황이 좋을 땐 누구나 자신감이 넘친다. 마음 근육이 단단한지 아닌지는 힘든 시기가 되어봐야 안다. 힘들고 지치면 사람들 대부분은 '이렇게 힘드니 지금은 일단 멈추고 쉬자' 하고 자기 합리화를 하며 다시 예전으로 돌아간다. 그래서 끝내 마지막 1℃를 끓어올리지 못한다.

반면 마음 근육이 단단한 사람, 마지막 1℃의 위력을 아는 사람은 끝까지 간다. 숨이 꼴깍 넘어가려는 바로 그 순간, 사람들 대부분이 포기하고 돌아서는 그 순간을 '두려움의 장벽Terror Barrier'이라고 한다. 이 장벽을 넘어서는 사람만이 마지막 1℃에 도달해 끓어오를 수 있다. 이때 마침내 장벽을 넘어 자유를 만나게 된다.

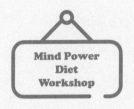

정체기 극복을 위해 나 자신에게 질문하기

　운동이든 공부든 세상 모든 기량은 계단식으로 발전한다. 한없이 상승세만 타는 사람은 없고, 누구나 정체기를 겪는다. 이 정체기를 잘 버텨야 한 단계 뛰어넘어 더 발전할 수 있다.

　마인드파워 다이어트 도전 중에 정체기를 겪고 있다면 불안해하거나 초조해하지 말고 나 자신에게 침착하게 물어보자. 정체기를 벗어나 개구리처럼 폴짝 뛰어오르는 방법은 오로지 나만이 알고 있다.

당신이 작성한 액션 플랜에서

특히 하기 싫거나 부담스러운 항목이 있나?

_____

_____

_____

_____

왜 그 액션 플랜이 부담스러울까?

_____

_____

_____

_____

그 액션 플랜을 즐길 방법은 무엇일까?

_____

_____

_____

_____

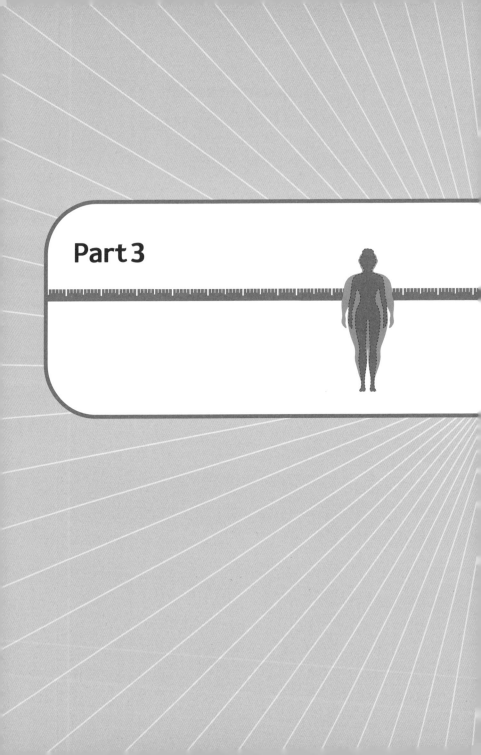

Part 3

Continue

90일만 습관 들이면 평생 요요는 없다

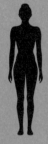

How awesome you are!

목적 – '무엇을 할까' 말고
'왜 하는가'에 집중하라

Part 1에서는 내가 원하는 몸을 선택하는 법을, Part 2에서는 실제로 몸을 변화시키는 법을 알아봤다. Part 3에서는 그 변화를 유지하는 방법에 집중하기로 하자.

로버트 M. 슈워츠Robert M. Schwartz의 저서 『다이어트 절대 하지 마라』에 따르면 다이어트에 성공하는 사람은 200명 중 10명에 지나지 않으며, 몇 년 후까지 체중을 유지하는 사람은 그중 단 한 명에 불과하다고 한다. 다이어트도 어렵지만, 감량한 체중을 유지하는 일은 더 어렵다는 뜻이다.

다이어트 기간을 수험 생활처럼 인식하는 사람이 있다. 수험생이 자격증을 획득한 순간 "이젠 끝이다!" 하며 책을 내다 버리듯이, 목표 체중에 도달하는 순간 "이젠 끝이다!" 하며 그간 억눌러온 식욕을 발산하는 것이다. 그러니 당연히 원래 체중으로 되돌아갈 수밖에 없다. 아니, 원래 체중을 회복하는 정도가 아니라 다이어트 전보다 체중이 느는 경우가 더 많다. 이런 일이 되풀이되면 살이 더 잘 찌는 체질이 될 뿐 아니라 건강까지 해치게 된다.

단기간만 날씬하고 싶은 사람은 없을 것이다. 날씬하기 위해 건강을 희생하고 싶은 사람도 없을 것이다. 평생 날씬하고 건강하고 활기찬 몸을 유지하려면 다이어트를 결승선이 명확한 100m 달리기처럼 생각해선 안 된다. 일정 기간 노력해 자격증만 받으면 평생 그 자격이 유지되는 수험 생활로 착각해서도 안 된다. 다이어트는 목표 체중을 '달성'하는 순간에 끝나지 않으며, 일종의 삶의 방식으로 '체화'하는 것이다.

우리는 단순한 체중 감량을 원하지 않는다. 마인드파워를 이용해 원하는 몸을 최대한 빨리 만들고, 건강한 생활 방식을 체화해 그 몸을 오래 유지하길 바란다. 잠재의식에 '나는 건강하고 날씬한 사람'이라는 메시지를 심고 양분을 주면서 평생 그런 사람으로 살길 바란다. 마인드파워 다이어트에 도전하는 90일 동안 이렇게 단단하게 땅을 다져놓으면 앞으로 평생 요요가 올 일은 절대로 없다.

이제부터 구체적인 방법을 함께 알아보자. '목적, 이미지, 자기 암시, 소통'의 네 개의 키워드로 이야기를 풀어가면 쉬울 것이다. 가장 먼저 우리가 마인드파워 다이어트에 도전한 이유와 목적을 되짚어볼 필요가 있다. '무얼 할까'에 앞서 '왜 하는가'를 먼저 점검해야 길을 잃지도 지치지도 않기 때문이다.

당신은 왜
날씬해지길 바라는가

"왜 성공하고 싶으세요? 왜 돈을 많이 벌기를 바라나요?"

마인드파워 수강생들에게 이렇게 물으면 대부분 선뜻 대답하지 못한다. '성공하고 싶고 돈 많이 벌고 싶은 데에 무슨 이유가 필요하냐, 그건 사람이라면 누구나 다 갖는 본능적인 욕망 아니냐' 하고 생각할 수도 있겠다. 만일 그렇다면 당신은 목표만 있고 목적은 없는 사람이다.

목표가 도달할 구체적인 대상이라면 목적은 방향성에 가깝다. 목표가 '무얼 할까'에 해당한다면 목적은 '왜 하는가'에 해당한다. 성공하거나 부자가 되는 일은 목표일 뿐 목적이 아니다. 왜 성공하고자 하는지, 왜 부자가 되려 하는지 그 목적을 분명히 알지 못하면 인생의 동력을 쉽게 잃게 된다.

큰 대회에서 우승을 차지한 운동선수나 달 탐사 프로젝트에 참가했던 우주인처럼 일생일대의 목표를 달성한 사람은 허무감과 우울증에 시달리기 쉽다고 한다. 이런 감정을 피하려면 인생의 목표를 다양하게 만들기도 해야겠지만, 궁극적으로는 나 자신이 가고자 하는 방향을 명확히 알아야 한다. 목표뿐 아니라 목적이 필요하다는 이야기다.

나는 운동이라면 두루두루 좋아하는 편이다. 요즘은 요가에 푹 빠져 있는데, 히말라야 빈야사 지도자 자격증 취득을 목표로 열심히 배우고 있다. 자격증이라는 목표가 있기에 게으름에 빠지지 않고 매일같이 꾸준히 연습할 수 있다. 그러나 내게 목표만 있다면 자격증을 취득한 다음에는 요가에 흥미를 잃을 수도 있다. 내가 요가를 하는 근본 원인, 즉 목적은 몸과 마음을 건강하게 하고 몸의 선을 아름답게 유지하며, 삶의 활력을 이어가기 위함이다. 이런 목적이 있기에 자격증 취득 여부와 관계없이 꾸준히 요가를 즐기며 살아갈 수 있다.

책 집필도 마찬가지다. 책 출간은 그저 목표일 뿐 그 목적은 '마인드파워'를 더 널리 알려 사람들을 돕기 위함이다. 바로 이런 이유로 나는 계속해서 새로운 글을 쓸 수 있다.

마인드파워 다이어트 역시 체중 감량 목표만 설정할 게 아니라 그 목적부터 분명히 짚어봐야 한다. 만일 당신이 마인드파워 다이어트를 시작하기로 했다면 아마도 이런 의식의 흐름을 따르지 않을까 싶다.

'먼저 헬스장에 등록해야겠지? 헬스장까지 걸어가기엔 좀 머니까 차를 가져가야겠다. 그런데 그 건물은 주차장이 마땅치가 않잖아. 그렇다고 근처에 차를 대면 운동하는 도중에 차를 빼달라는 연락을 받게 될 수도 있어. 참, 그러고 보니 운동복도 하나 장만해야겠네. 운동 후에 땀 냄새 밴 옷은 어떻게 처리해야 할까? 집에 돌아와 샤워부터 해야 하나, 빨래부터 해야 하나? 아, 식단 일기도 써야 해. 트레이너 선생님께 잔소리 듣지 않으려면 닭가슴살을 주문해야겠지? 이제 채소랑도 좀 친해져야 할 거야. 그나저나 트레이너 선생님부터 찾아야 하는데 어쩌지?'

생각이 여기에까지 이르면 운동을 시작하기도 전에 벌써 스트레스를 받아 지쳐버린다. 운동하기 위한 준비 목록은 어느새 운동할 수 없는 핑계가 되어버린다. 헬스장이 멀어서, 주차 공간이 협소해서, 좋은 트레이너 선생님을 구하지 못해서, 아직 운동복을 장만하지 못해서, 그냥 바빠서 등등. 애당초 내가 왜 운동을 하려 했는지는 새카맣게 잊어버린다.

이런 일이 벌어지지 않으려면 먼저 생각부터 해야 한다. 자, 나 자신에게 물어보자. 마인드파워 다이어트의 목적과 목표는 무엇인가. 당신은 마인드파워 다이어트에 왜 도전했는가.

만일 누군가가 내게도 같은 질문을 한다면 나는 이렇게 대답할 것이다.

"마인드파워가 영어 먹어버리기에 효과가 있었듯 몸을 만드는 데도 효과적임을 널리 알리려고 마인드파워 다이어트에 도전합니다."

내가 내 몸으로 그 사실을 증명해야 다른 사람들도 설득할 수 있을 테니 아무리 힘들어도 포기할 수가 없다. 그래서 늘 끝까지 해냈고 매년 바디 프로필도 찍을 수 있었다.

내가 마인드파워 다이어트에 도전하는 이유는 이외에도 셀 수 없을 만큼 많다. 아니, 이유란 이유는 다 갖다 붙였다고 하는 게 더 정확할 것이다. 좋은 사람들과 건강한 관계를 맺으려고, 밝고 긍정적인 에너지를 여러 사람과 나누려고, 내 안의 열정과 자신감을 잃지 않으려고, 체력을 유지해 내 일을 더 잘 해내려고…. 이런 온갖 이유를 다 갖다 붙였기 때문에 나는 마인드파워 다이어트를 그만두지 않을 수 있었다.

자, 이쯤에서 다시 질문을 던져보겠다. 당신은 왜 마인드파워 다이어트에 도전하는가. 왜 날씬해지고 싶은가. 자신에게 그 이유를 묻고 목표가 아닌 목적을 확실하게 설정해야 한다. 만일 당신이 이 질문에 대답할 수 있다면 운동을 시작하기 전의 번거로운 과정을 잘 넘길 수 있을 것이다. 일단 운동을 시작한 후엔 쉽사리 포기하지 않을 것이고, 목표 체중에 도달하고 나서도 운동을 그만두지 않을 것이다. 목표를 달성해도 목적은

영원히 사라지지 않기 때문이다. 목적이 확고하면 목표는 얼마
든지 새로 만들어진다.

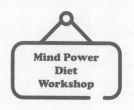

Mind Power Diet Workshop

마인드파워 다이어트의 목적 찾기

체중 50kg, 체지방 15% 달성 같은 건 목표는 될 수 있어도 목적은 아니다. 당신이 목표를 달성한 후에도 운동과 식이조절을 계속할 수 있으려면 목적이 있어야 한다. 궁극적으로 왜, 무엇을 위해 마인드파워 다이어트를 하는지 스스로 잘 알고 끊임없이 동기부여를 할 수 있어야 한다.

날씬해지기 위해 '무엇을 할 것인가'에 대해서는 지금까지 많이 고민했을 것이다. 이제 당신 자신에게 다른 질문을 던질 차례다.

당신은 왜 날씬해지려 하는가?

왜 당신이 바라는 그 모습이 되어야 하는가?

왜 마인드파워 다이어트에 도전하는가?

_____

_____

_____

_____

_____

_____

_____

_____

_____

_____

_____

_____

이미지 – 내 손으로 내 인생의
해피엔딩을 그려라

"시작하기 전 반드시 끝그림을 생각하라!"

마인드파워 수업에서 내가 늘 강조하는 부분이다. '끝그림'이란 영화나 드라마로 치면 엔딩 장면과 같은 것이다. 어떤 드라마가 해피엔딩이라는 사실을 알고서 그 작품을 처음부터 다시 보면 어떨까. 주인공의 삶이 아무리 외롭고 고단해도 그리 힘들지 않게 지켜볼 수 있을 것이다. 반면 결말을 알지 못한 채 본다면 주인공이 겪는 고통과 역경 하나하나에 마음 졸이고 안

타까워하고 눈물 흘리게 된다.

우리 자신이 주인공인 드라마도 이와 다르지 않다. 해피엔딩이 예정되어 있음을 안다면 지금 내가 겪는 어려움과 고난쯤은 어렵지 않게 견뎌낼 수 있다. 아무리 힘들고 고통스러워도 해피엔딩을 위해 당연히 거쳐야 할 통과의례, 더 성숙해지기 위한 설정으로 받아들일 수 있다.

어려운 도전을 앞두고 우리가 끝그림을 그려야 하는 이유가 여기에 있다. 도전의 끝이 반드시 해피엔딩임을 믿어야만 지치지 않고 꺾이지 않고 달려나갈 수 있다.

마인드파워 심화 과정에서는 셀프이미지 트레이닝의 하나로 '위너스북' 만들기를 한다. 내가 원하는 삶을 스크랩북에 저장해 다니며 매일 들여다보는 것이다. 수강생들 말로는 위너스북을 가슴에 품고서 틈날 때마다 꺼내 보면 이미 자신이 바라는 바를 이룬 듯 행복하고 뿌듯해진다고 한다.

인생이라는 드라마가 어디로 어떻게 흘러갈지는 아무도 모른다고들 말한다. 그러나 이는 사실이 아니다. 마인드파워를 제대로 이해한 사람은 자신이 주연인 드라마의 결말을 이미 알고 있다. 자기 손으로 직접 해피엔딩을 준비해놨기 때문이다. 끝그림 그리기로 내가 원하는 바를 강렬히 상상할 수만 있다면 충분히 가능한 일이다.

끝그림, 내 손으로 그리는
내 인생의 해피엔딩

끝그림 그리기의 핵심은 크게 세 가지다. 첫째, 생생하게 그려야 한다. '끝'이 아니라 굳이 '끝그림'이라고 표현한 이유는 그림을 보듯 생생한 이미지를 떠올리라는 뜻에서다. '끝'을 미리 생각해보라고 하면 "사업에 성공합니다" 또는 "건강한 몸짱 50kg을 달성합니다" 같은 문장에 그치지만, '끝그림'을 생각하라고 하면 사업이나 목표 체중 달성에 성공한 내 모습을 마치 드라마의 한 장면처럼 구체적이고 생생하게, 지금 실제로 일어나고 있는 일처럼 오감으로 떠올리게 된다.

마인드파워 다이어트의 끝그림을 그린다면 내가 이미 완벽한 몸이 되었다고 생생하게 믿어야만 한다. 처음부터 그렇게 믿기는 쉽지 않지만, 반복해 훈련하면 가능하다. 타임머신을 타고 90일 후로 가서 마침내 완벽한 몸이 된 나를 본다고 상상하면 조금 쉬울 것이다. 내가 바라는 완벽한 몸이 되었다고 상상하고 그렇게 믿고 그렇게 된 것처럼 행동해야 한다. 옷 한 벌을 사도 체지방 15%인 사람에게 어울리는 옷을 사야 한다. 밥 한 공기, 과일 한 조각도 체지방 15%인 사람처럼 먹어야 한다.

모든 생명체의 세포는 진동한다. 너무나 미세한 진동이라 오로지 현미경으로만 관찰할 수 있다. 흥미롭게도 세포가 진동하는 속도는 감정과 매우 관련이 깊다. 행복한 사람의 세포는 빠르게 진동하고, 우울하고 슬픈 사람의 세포는 느리게 진동한다.

당신이 어떤 감정을 받아들이면 당신 세포의 진동 속도가 달라지고, 주변 모든 것에서 이와 같은 속도로 진동하는 기운을 끌어당긴다. 즉 당신이 부정적인 감정을 받아들이면 주변에서 이와 같은 주파수를 가진 부정적인 기운이 다가온다는 말이다. 반대로 긍정적인 감정을 받아들이면 주변의 모든 긍정적인 기운이 모여든다.

이를 뒤집어 보면, 내 인생에서 나타나는 결과가 마음에 들지 않는다면 나 자신의 진동을 바꿔야 한다는 말이 된다. 마음 속 스크린에 내가 원하는 바를 띄워놓으면 나의 모든 에너지는 그 이미지에 맞춰 일제히 진동하고 공명한다. 내가 그 이미지를 잃지 않고 유지하는 한 나의 에너지는 오직 그 이미지를 향해, 그 방향으로만 움직인다. 바로 이것이 세상 만물은 진동하며, 주파수가 같은 것끼리 만나서 서로 끌어당긴다는 '끌어당김의 법칙'이다.

마인드파워 다이어트에서 끝그림을 생생하게 그려야 하는 이유가 여기에 있다. 끝그림 그리기의 첫 번째 핵심은 생생하게 그리기다. 내가 바라는 끝그림을 강렬하게 상상함으로써 나 자신을 기분 좋게 받아들여야 한다. 자기 몸을 보고 우울하거나 자존감이 낮아지면 이 부정적인 감정이 부정적인 상황을 끌어들여 악순환의 고리가 만들어진다. 반면 나 자신을 기분 좋게 받아들이면 긍정적인 감정이 긍정적인 상황을 강력하게 끌어들여 내가 원하는 상태에 더 빨리 도달할 수 있다.

끝그림 그리기의 두 번째 핵심은 반복이다. 나는 마인드파워 다이어트를 시작할 때마다 내가 원하는 끝그림과 최대한 비슷한 사진을 찾아 휴대전화 배경 화면으로 설정한다. 냉장고, 거울, 화장대, 침대 협탁, 섹시 바이크 등에도 그 사진을 붙여둔다. 이 이미지에 지속해서 무의식적으로 노출되는 것만으로도 잠재의식에 어떤 메시지를 반복적으로 주입할 수 있다. 그러면 잠재의식은 이 메시지를 정말로 중요한 임무로 받아들여 온 힘을 다해 그것을 실현하고자 한다.

끝그림 그리기의 세 번째 핵심은 긴장이 완화된 상황을 활용하는 것이다. 각성 상태는 의식이 전면에 나서고 잠재의식은 한발 뒤로 물러나 있는 상황이다. 반대로 긴장을 풀고 편안한 상태에 있을 때는 의식이 물러나고 잠재의식이 전면에 나선다. 바로 이때가 잠재의식에 무언가를 주입할 가장 좋은 기회다.

일상에서 우리가 긴장을 푸는 때는 언제일까. 잠자리에 들기 직전이나 잠에서 막 깨어날 때, 잠시 눈을 감거나 심호흡을 하거나 먼 곳을 바라보면서 명상에 잠길 때 등이다. 바로 이때 끝그림 이미지를 바라보거나 상상하면 잠재의식에 명확한 메시지를 전달할 수 있다.

끝그림을 생생하게 그리기, 그 이미지를 일상에서 반복해 보기, 긴장이 풀린 편안한 상태를 잘 활용하기. 이 세 가지를 잊지 않고 실천하면서 이미지의 바다에 풍덩 빠져 살면, 내가 원하는 몸의 이미지를 잠재의식이 명확하게 받아들여 다시는 예전의 몸으로 돌아가지 않게 된다.

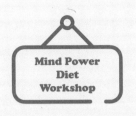

나의 끝그림 100% 활용하기

내 인생이 해피엔딩임을 알면 어떤 고난도 달게 감내할 수 있을 것이다. 다행히 우리의 도전을 자명한 해피엔딩으로 만들 방법이 있다. 끝그림을 그리는 것이다. 말 그대로 '완성된 내 모습'을 생생하고 구체적으로 상상하는 것이다. 해피엔딩을 즐기며 사는 내 모습을 머리와 마음에 새길수록 우리는 그 끝그림에 점점 가까이 다가가게 된다.

다음 순서에 따라서 마인드파워 다이어트의 끝그림을 그려보자.

90일 후 나는 어떤 모습일까?

타임머신을 타고 보고 온 것처럼 생생하게 묘사해보자

90일 후 내 모습과 비슷한 이미지를 찾은 다음

눈길 가는 곳곳에 붙여두고 틈나는 대로 보자

이 이미지를 붙여둘 적당한 장소는 어디일까?

최대한 이완된 상태에서 끝그림을 상상하면

내가 바라는 바를 잠재의식에 더 효과적으로 전달할 수 있다

내가 가장 편안함을 느끼는 상황은 언제인가 생각해보자

_____

_____

_____

_____

_____

_____

_____

_____

_____

_____

_____

_____

자기 암시 – 크게 외쳐라,
크게 이룰 것이다

"우리 아들, 소지섭 닮았네." 중학생 아들에게 소지섭 배우를 닮았다는 암시를 계속 주면 과연 아들은 정말 소지섭과 비슷해질 수 있을까. 마인드파워 심화 과정에서 자기암시를 배운 뒤로 아들에게 직접 그 효과를 시험해보기로 한 어머님이 있었다. 왜 하필 소지섭 배우냐고 여쭤보니 어머님 본인이 평소 좋아하던 스타일이었단다. 그분이 아들과 함께 마인드파워 수업을 들은 터라 나도 그 아이를 알고 있었다.

커다랗고 두꺼운 안경을 쓴, 내성적이고 체구가 작은 아이였다. 나름 괜찮은 외모였지만 솔직히 소지섭 배우와는 거리가 멀었다. 아무리 자기암시의 효과가 강력한들 아이가 타고난 유전자까지 거슬러 소지섭처럼 되기는 불가능해 보였다. 어머님이 실망한 나머지 자기암시의 효과까지 의심하게 되는 건 아닐지 지레 걱정이 되었다.

하지만 어머님은 아들에게 너는 정말로 소지섭을 닮았다며 밤낮으로 지치지도 않고 칭찬을 퍼부었다. 성씨만 남기고 아들 이름을 아예 '서지섭'으로 바꿔 부를 정도였다. 거리 광고판에 소지섭 배우의 얼굴이 보이면 어김없이 휴대전화로 찍어 아들에게 전송했다. '광고판에 우리 아들 얼굴이 있네!'라는 메시지와 함께. 이렇게 눈이 오나 비가 오나 아침부터 밤까지 끊임없이 아들에게 '너는 소지섭이랑 똑같게 생겼다'라는 자기암시를 주었다.

그로부터 3년 뒤, 내가 MBTI 상담 자격증을 따자 어머님이 그새 고등학생이 된 아들의 상담을 요청했다. 식당에 어머님과 먼저 도착해 앉아 있는데, 갑자기 입구 쪽이 훤해지는 느낌이 들었다. 누구라도 눈길을 줄 만한 훤칠한 남자 한 명이 식당에

막 들어서고 있었다. 나도 모르게 '오, 소지섭 닮았네' 하고 감탄하고 있는데, 그 남자가 우리 자리 쪽으로 성큼성큼 다가와 꾸벅 인사를 하는 것이었다. 순간 손에 힘이 풀려 쥐고 있던 숟가락을 툭 떨어뜨리고 말았다.

"세상에, 이게 누구야? 정말로 소지섭이 됐네?"

인사치레가 아니라 진담이었다. 왜소하고 내성적이었던 중학생의 모습은 완전히 사라지고, 얼굴도 분위기도 영락없이 소지섭을 빼닮은 고등학생이 내 눈앞에 서 있었다. 어머님에게 엄지를 들어 보이며 말했다.

"정말 아드님을 소지섭으로 바꿔놓으셨네요!"

어머님 말씀으로는 아이가 이달 들어서만 길거리를 지나다 연예 기획사 명함을 세 장이나 받았다고 한다. 별일 아니라는 듯 말해도 어머님이 아이를 얼마나 자랑스러워하는지가 여실히 느껴졌다.

아이에게 어머니는 막강한 영향력을 끼치는 존재다. 그런 존재가 3년을 한결같이 "너는 정말 소지섭을 닮았어. 소지섭이랑 똑같이 생겼어" 하고 속삭였으니 아이에게는 그 말이 곧 진리였을 것이다. 그런 자기암시가 타고난 유전자까지 거슬러 상상을 현실로 만들어버렸다. 마인드파워 스페셜리스트인 나조차 자기암시의 위력이 이 정도일 줄은 정말 생각지도 못했다.

말한 대로 이뤄지는
파워 암시문의 위력

자기암시로 여자 친구를 유명 모델로 만든 남자도 있다. 지인 중 한 명이 모델 일을 하는 여자 친구를 사귀었다. 그 여자 친구의 외모는 누가 봐도 매력적이었는데, 정작 본인은 자신이 통통하고 못생겼다며 모델로서 성공하지 못할 거라고 여겼다. 여자 친구에게 용기를 주고 싶었던 지인은 아주 멋진 이벤트를 준비했다. '나는 매력적이다' '나는 자신감이 넘친다' '나는 아름답다' '나는 날씬하고 예쁘다' '수많은 디자이너가 나와 일하고 싶어 한다' 등의 문장을 적은 종이를 여자 친구 집에 도배하다시피 붙여놓았다.

그러자 6개월 뒤 놀라운 일이 벌어졌다. 지인이 적은 문장대로 그 여자 친구는 밝고 자신감 넘치는 성격으로 바뀌었고, 그

덕분인지 함께 일하자는 제안이 봇물 터지듯 쏟아졌다. 자기암시를 통해 자신을 매력적인 사람으로 인지하고 그런 자신감으로 살아가면 남들 눈에도 매력적인 사람으로 비친다는 걸 잘 보여주는 사례다.

이렇게 내 자존감을 채워주는 사람이 주변에 있으면 참 좋겠지만, 그런 사람이 없더라도 내가 스스로 '파워 암시문'을 통해 자존감을 채우면 된다.

'나는 멋진 사람이야, 나는 아름다워, 나는 날씬해, 나는 뭐든 할 수 있어….'

나도 살면서 자기암시의 힘을 수없이 실감했다. 인생 역전이 간절했던 스물두 살 때, 교포처럼 영어를 먹어버리고 싶어서 내가 수시로 외친 말이 있다.

"나는 교포다, 나는 교포다, 나는 교포다!"

그리고 몇 년 후에는 다른 사람들 입에서 똑같은 소리를 들을 수 있었다.

"정말 교포 아니세요? 발음이 완전 교포인데요?"

요즘 내가 강력히 실천하고 있는 자기암시는 '꿀 피부'다.

"내 피부는 꿀 피부다! 매끈매끈, 탱글탱글, 동안 피부다!"

이렇게 외치기만 했는데도 활력이 생기고 표정이 밝아지면서 피부가 좋아진 것 같다. 한때 나는 얼굴에 여드름이 너무 많이 나 거울 보기가 두려울 정도였다. 요즘은 피부 좋다는 소리를 종종 듣는 걸로 보아 자기암시가 톡톡히 효과를 발휘하는 듯하다. 평범한 중학생이 소지섭이 됐는데, 나라고 꿀 피부가 못 되리란 법 없다.

■ **마인드파워 다이어트 성공 사례**

⋯저는 100만 구독자를 거느린 유튜버 심으뜸 님의 엉덩이가 너무나 부러웠어요. 운동할 때마다 "나는 심으뜸 같은 애플힙을 꼭 만들겠다!" 하고 외쳤지요. 나중에는 아예 "나는 심으뜸이다!" 하고 소리치면서 자기암시를 했어요. 트레이너 선생님이 저더러 마지막 세트를 향해 갈수록 더 잘한다고 칭찬했는데, 그 비결이 바로 이거예요. 힘들 때마다 "나는 심으뜸이다!" 하고 외쳤더니 힘이 불끈불끈 솟더라고요. _송지은 님(36세)

⋯사람들이 모두 빠져나간 헬스장에서 혼자 하루 세 시간씩 운동했어요. 그간 제대로 돌보지 못한 내 몸에 너무나 미안해서

몇 번이고 뜨거운 눈물을 흘리면서요. 너무 힘들고 지쳐서 포기하고 싶을 때는 남의 시선 신경 쓰지 않고 러닝머신 위에서 소리를 질렀어요. "나는 90일 후에 반드시 체지방 15%의 건강한 몸짱이 된다! 나는 11자 복근, 잘록 허리, 애플힙, 꿀벅지, 성난 등 근육의 소유자다! 내 체력은 20대다!" 그리고 90일 후, 제가 악으로 깡으로 외쳤던 그 말들이 고스란히 현실이 되었어요.

_안미례 님(45세)

긍정적인 자기암시로 마인드파워 다이어트를 성공으로 이끈 사례는 이외에도 정말 많다. 이들의 간절함이 자기암시를 통해 잠재의식을 강력히 자극하여 변화를 더 빠르게 이끌어낸 것이다.

기대를 믿음으로,
믿음을 신념으로 만드는 자기암시

자기암시는 신념을 만드는 과정이다. 성공한 사람들에 관한 연구 결과를 보면 그들은 최악의 상황이 닥쳐도 절대 흔들리지 않는 신념의 소유자였음을 알 수 있다. 신념이란 무엇일까. 믿음을 넘어선 확신, 마음속에서 이미 아는 상태가 신념이다. 잠재의식은 신념에 반응하기 때문에 잠재의식을 잘 활용하려면 신념이라는 마음 상태를 이해하는 것이 무엇보다도 중요하다.

신념에 이르려면 세 단계를 거쳐야 한다. 첫 번째 단계는 '기대'다. 날씬하고 건강한 몸이 될 수 있으리라는 기대. 목표를 명확하게 세우고 계속 그런 기대를 품다 보면 처음에는 작은 씨앗에 불과하던 아이디어에 에너지가 보태져 조금씩 자라나기 시작한다.

그렇게 기대는 어느 순간 두 번째 단계인 '믿음'이 된다. 이 단계에 이르면 우리는 날씬하고 건강한 몸을 가질 수 있을 거란 사실을 믿게 된다. 순수한 기대에 노력이라는 에너지가 보태지면서 눈에 띄는 변화가 일어나고, 이것이 곧 믿음으로 굳어지는 것이다.

그리고 마침내 이 믿음은 마지막 단계인 '신념'에 이른다. 이 단계가 되면 90일 후에는 내가 원하는 몸이 되리라는 걸 그냥 안다. 타임머신을 타고 90일 후로 날아가 내 모습을 보고 오기라도 한 것처럼 그렇게 된다는 걸 이미 아는 상태가 바로 신념이다.

자기암시는 누구나 연습하면 익숙하게 할 수 있다. 먼저 자기가 바라는 바를 정리하여 파워 암시문을 만든다. 파워 암시문은 내가 바라던 바를 이미 이뤘다고 단언하는 문장이다. 우리 잠재의식은 이런 형식의 모든 문장을 명령으로 받아들이고 실현하려 노력한다.

"나는 새로 산 빨간색 미니 쿠퍼를 운전하고 있다."

"나는 체지방 15%의 가뿐한 몸으로 산책을 하고 있다."

파워 암시문을 완성했으면 가능한 한 큰 소리로 자주 읽는다. 그러면서 암시문에서 그리는 내 모습을 마음속으로 생생하게 떠올린다. 읽는 행위를 통해 내 마음에 변화를 일으키는 것이 중요하다. 암시문과 같은 일이 실제로 벌어진다면 어떤 느낌일지 강렬하게 실감할수록 실제로 일어나는 변화의 속도가 빨라진다.

자신이 만든 문장이지만 처음에는 내가 바라는 바가 현실이 되리라고는 믿기지도 않고, 왠지 쑥스러워 입에 붙지도 않을 것이다. 그러나 지속해서 반복적으로 외치다 보면 내가 그 일

을 얼마나 바라는지 새삼 알게 되고, 실현 가능하리라는 믿음
도 생기면서 어느 순간 자신이 이미 그런 상태가 되어 있음을
고요히 확신하게 된다. 완전한 신념의 상태에 돌입하게 되는
것이다.

한마디 말이 기대를 신념으로 만들고 상상을 현실로 바꾼다.
눈을 감고 고요히 생각해보자. 당신은 주변 사람들에게 어떤
말을 반복적으로 하고 있는가. 당신은 가족이나 친구들에게 어
떤 말을 반복해서 듣고 있는가. 그리고 당신은 자신에게 어떤
말을 들려주고 있는가.

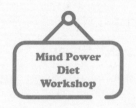

나만의 파워 암시문 만들기

자기암시가 상상을 현실로 만든다. 마인드파워 다이어트의 성공을 위해 나만의 파워 암시문을 만들어보자. 내가 바라는 바를 현재 시제로 생생하게 적어 우리 잠재의식이 그것을 명령으로 받아들이도록 만들자.

어떤 내용이든 좋다. 매우 구체적으로, 마치 눈앞에서 보고 있는 것처럼 써보자. 그리고 그 암시문이 내 잠재의식에 도달할 때까지 오직 나만을 위해 큰 소리로 외쳐주자.

당신이 원하는 바는 무엇인가?

이미 이뤘다고 가정하는 파워 암시문으로 작성해보자

_____

_____

_____

_____

_____

_____

_____

_____

_____

_____

_____

_____

_____

예시)

나는 내 근사한 몸에 감사한다!

내 마음은 고요하고 평화롭다!

나는 잠재력을 최대한으로 발휘한다!

나는 작은 일에도 행복과 감사를 느낀다!

우주에 가득한 치유의 에너지가 나를 통해 흐른다!

나는 온전한 건강을 회복한다!

나는 언제나 활력이 넘친다!

나는 평생 건강한 몸짱이다!

나는 모든 면에서 매일매일 좋아지고 있다!

나는 내 몸의 모든 부분을 있는 그대로 받아들이고 사랑한다!

나는 세상의 모든 좋은 것을 누릴 자격이 있다!

숨을 들이쉴 때마다 나는 점점 더 건강해진다!

소통 – 주변과 함께하면 성공이 빨라진다

비만도 전염된다. 비만 바이러스 같은 것이 있다는 이야기가 아니라 가까운 사람이 살찌면 내가 살찔 가능성도 커진다는 뜻이다.

2007년《뉴잉글랜드 의학 저널》에 발표된 논문에 따르면 체중에 가장 큰 영향을 미치는 요인은 유전이나 생활 습관이 아닌 가까운 친구라고 한다. 이 논문의 저자인 하버드대 사회학 교수 니컬러스 크리스태키스Nicholas Christakis와 캘리포니아대

정치학 교수 제임스 파울러James Fowler는 가까운 사람이 비만할 경우 나 역시 비만이 될 가능성도 커진다면서 '비만은 사회적으로 전염되는 질병'이라고 규정했다. 배우자가 비만일 경우 내가 비만이 될 가능성은 37% 증가하며, 친구가 비만이면 57%, 가까운 친구가 비만이면 무려 171%가 증가한다는 것이다.

이 연구 결과를 비만한 친구와는 연을 끊으라는 뜻으로 받아들일 필요는 없다. 친구를 살찌게 하는 전염 효과는 그 반대로도 작용한다. 즉 내가 살을 빼면 내 친구도 살이 빠진다.

왜 이런 일이 벌어지는 걸까. 연구진은 비만에 대한 인식이 주관적이기 때문이라고 설명한다. 즉 친구가 비만한 경우 '저 친구에 비하면 나는 날씬한 편이지'라고 인식하면서 나도 모르게 식습관이나 생활 습관이 방만해질 수 있다는 것이다. 자주 만나는 사이끼리는 식습관이나 생활 습관을 긴밀하게 공유한다는 점도 이유가 될 것이다.

나는 우량아로 태어나 어린 시절 내내 통통했고, 중학교 때부터 20대 초반까지는 뚱뚱했다. 돌아보면 그 시절엔 나를 포함해 주변에 운동하는 친구가 한 명도 없었다. 하긴 당시는 운동선수가 아니고선 일상적으로 운동하는 여성이 흔치 않은 시절이긴 했다. 주변에 운동하는 친구는 없었지만, 대신 술 좋아하는 친구는 무척 많았다. 내가 그 시절 내 몸을 아껴주지 못하고 함부로 했던 일이 사랑하는 친구들에게까지 부정적인 영향을 준 것은 아니었는지 겸허하게 되돌아보게 된다.

지금은 주변에 운동하는 친구들이 가득하다. 서울, 춘천, 파리 등지에서 열리는 마라톤 대회에 정기적으로 함께 출전하는 친구들도 있고, 단기간 열정적으로 몸을 만든 뒤 단체 바디 프로필을 찍는 운동 친구들도 있다. 요가 지도자 양성 과정에도 내 도전 정신에 불을 지피는 선생님이 얼마나 많은가 모른다. 저런 집중력은 어떻게 발휘하는지, 저런 고난도 동작이 어떻게 가능한지! 그들을 만날 때마다 신선한 자극을 받아 분발하게 된다.

내 인스타그램 팔로워 대부분은 소위 몸짱들이다. 그들과 운동이나 식단 정보를 시시각각 공유하면서 서로서로 자극을 주고받는다. 누군가가 초코파이 하나 먹고 한 시간 운동했다고 하면 '저렇게 날씬한데 겨우 초코파이 하나 먹었다고 그럴 일이야?' 하면서도 나도 모르게 집에 있던 초코파이를 몽땅 치우고 운동복으로 갈아입게 된다.

이들과 운동과 식단 조절 이야기를 나누다 보면 시간 가는 줄 모른다. 어떤 운동이 효과적인지, 요즘 유행하는 운동은 무언지, 건강 보조제는 뭐가 좋은지 서로 정보를 나누다가 같이 운동하러 갈 약속까지 잡곤 한다. 주변에 이렇게 건강하고 활력 있는 사람들이 가득하니 나 스스로에 대한 기준이 높아질 수밖에 없다. 그들과 함께 늙어가며 할머니가 되어서도 날씬하고 건강하고 활력 있는 삶을 살고 싶다.

이런 교류는 정보 교환뿐 아니라 정서적인 측면에서도 매우 중요하다. 운동이든 식이조절이든 습관으로 다져 평생 해야 하는 것들인데, 이때 내 곁에 긍정적이고 건강한 사람들이 있다면 조금 덜 외로울 것이다. 마인드파워 다이어트도 함께해야 더 크게 이루고, 더 오래 할 수 있다.

내가 건강해지면 내 친구와 가족도
건강해지는 이유

소통과 공유가 얼마나 중요한지는 누구보다 마인드파워 다이어트 참가자들이 뼈저리게 실감할 것이다. 매일같이 식단 일지와 운동 일기를 작성해 이를 팀별로 인증하고 공유하는데, 서로에게 보내는 이런 응원과 격려가 90일간의 힘든 여정에 든든한 버팀목이 되어준다. 다음의 사례를 보면 이들의 마인드파워가 당사자들뿐 아니라 가족이나 친구들에게도 긍정적인 영향을 미친다는 사실을 확인할 수 있다.

■ 마인드파워 다이어트 성공 사례

…제가 마인드파워 다이어트에 도전해 온몸으로 변화를 증명하니까 남편도 달라지더라고요. 운동하자면 핑계 대기에 바빴던 사람이 제 곁에서 운동을 다 하는 거 있죠. 딸은 물론이고 딸 친구들까지 제게 자극을 받았다며 운동을 시작했답니다. _김경숙님(57세)

…식이조절이 가장 걱정이었는데, 생각보다 고통스럽지 않았어요. 영양 비율을 고려해 식단을 잘 짜고, 조금이라도 맛있게 보이도록 근사하게 차려 먹었습니다. 제 맞은편에서 평상시대로 찌개와 고기를 먹던 남편, 처음엔 "그걸 무슨 맛으로 먹어. 이

것 좀 같이 먹지"라고 하더니 나중엔 "나도 당신이랑 똑같은 걸로 줘" 하더군요. 몸에 좋은 음식을 물리지도 않고 잘 먹으면서 나날이 건강해지는 제 모습이 부러웠나 봅니다. 남편의 변화는 이게 끝이 아니었어요. 퇴근하면 소파에 누워 손가락 하나 까딱 안 했던 사람이 이제는 홈트 동영상을 따라 하며 땀을 뻘뻘 흘리네요. _조은경 님(67세)

…마인드파워 다이어트에 성공할 수 있었던 요인 중 하나가 바로 패밀리들의 응원 댓글이었습니다. 매일 액션 플랜 노트를 써서 카페에 인증하기, 다른 패밀리들의 노트를 보고 응원 댓글 5개 이상 달기 등을 실천하니 나 혼자만 힘든 게 아니라는 생각에 큰 위로를 받았어요. 열심히 운동한 날은 다른 분들이 "바디프로필 찍은 거, 미리 축하할게요"라고 말씀해주셔서 뿌듯했답니다.

운동하기 싫어 농땡이 피운 날에는 다른 분들이 열심히 운동한 기록을 보고 정신을 번쩍 차리기도 했고요. '함께 가야 멀리 갈 수 있다'는 아프리카 속담을 몸소 절감했답니다. 나 혼자였다면 절대 해내지 못했을 것 같아요. _송지은 님(36세)

내 몸은 내게만 소중한 것이 아니다. 내가 얼마나 운동하고 무엇을 먹느냐가 내 친구들, 내가 사랑하는 사람들에게까지 영향을 미친다. 지금 내 주변에 있는 사람들을 떠올려보자. 나는 그 사람들을 부정적인 에너지로 비만하게 만드는 사람일까, 아니면 긍정적인 에너지로 날씬하고 건강하게 만드는 사람일까.

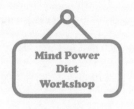

주변 사람들과 함께 건강해지기

    도전이 힘들수록 주변 사람들과의 교류가 중요한 성공 요인이 된다. 마인드파워 다이어트 역시 동료들과 함께라면 덜 힘들고 덜 외로울 수 있다.

마인드파워 다이어트를 성공적으로 완수하기 위해

주변 사람들과 어떻게 교류하면 좋을지 그 방법을 생각해보자

_____

_____

_____

_____

_____

_____

_____

_____

_____

_____

_____

예시)

주변 사람들과 운동 약속을 잡는다.

마인드파워 다이어트가 끝나는 날 스튜디오에서 함께

바디프로필을 찍는다!

운동하는 사진을 찍어 서로에게 인증한다.

건강식을 먹으러 다니는 모임을 만든다.

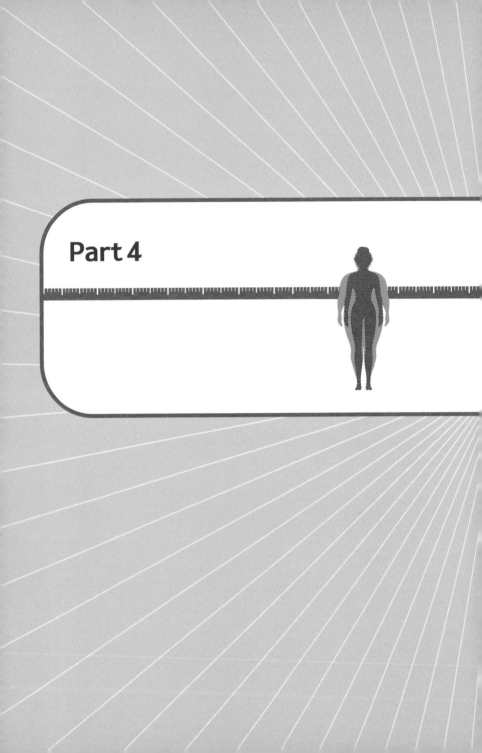

Part 4

Keep Going

나의 도전에 한계는 없다

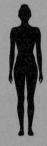

How awesome you are!

나 자신을 사랑하라,
나답게 사랑하라

〈아이 필 프리티 I Feel PRETTY〉라는 영화를 참 좋아한다. 외모 콤플렉스로 고통받던 주인공 르네가 우연한 사고로 머리를 다친 후 자신이 아름다워졌다고 착각하면서 벌어지는 이야기다. 자기 외모가 달라졌다고 믿는 르네는 이전과는 180도 다른 성격이 된다. 호감 가는 남성에게 먼저 데이트 신청을 하고, 그토록 원하던 일자리에 이력서를 넣어 취업에도 성공한다. 늘 위축되고 움츠러들던 과거와 달리 업무에서도 자신의 의견을 적극적으로 피력해 사장의 신임도 얻는다. 그야말로 일도 사랑도 탄탄대로, 꿈에서만 그리던 인생이 르네 앞에 펼쳐진다.

르네는 자신의 외모가 달라진 덕에 꿈이 이뤄졌다고 생각하지만, 사실 달라진 건 외모가 아니라 셀프이미지다. '나는 아름다운 여성'이라는 셀프이미지가 '나는 뭐든 할 수 있어' 하는 자신감과 '나는 사랑받아 마땅한 사람'이라는 자존감으로 이어져 결국 남들이 나를 바라보는 시선까지 변화시킨 것이다. 인생을 바꾸는 자신감은 외모가 아니라 마인드에서 나온다는 사실을 설득력 있게 보여주는 영화다.

이 영화를 보면서 많이 울었다. 외모 콤플렉스로 힘들어하는 영화 초반 르네의 모습에서 어린 시절의 나를 떠올렸기 때문이다. 나는 늘 뚱뚱했고 언제나 아팠고 매일 우울했다. 나는 이렇게 힘든데 왜 다들 행복해 보이는지 이해가 되지 않았다. 다른 이들에 대한 질투와 시기의 감정은 결국 나 자신을 미워하는 에너지로 쓰였다.

그러다 잠재의식과 마인드파워를 알게 되면서 처음으로 목표라는 게 생겼다. 하지만 당시만 해도 어렸던 나는 물질적인 성공에만 매달렸다. 남들 눈에 그럴싸한 집, 차, 직업, 몸매 같은 것들을 욕망했다. 그러느라 내 삶이 점점 피폐해지는 줄도 모르고서 그저 남의 시선만 신경 썼다.

시간이 지나고 마인드파워를 더 깊이 공부하면서 깨달았다. 내가 그 시절 충만함을 느끼지 못했던 건 내 시선이 아닌 남의 시선으로 자신을 바라봤기 때문이다. 나 자신을 믿지 못하고 사랑하지 못했기 때문이다. 내가 무얼 원하는지, 어떤 사람인지 알려고 하지 않았기 때문이다.

이제 나는 더는 남을 시기하거나 질투하지 않는다. 남의 시선으로 나를 재단하지 않는다. 이것은 내가 전보다 더 돈을 많이 벌고 더 날씬해져서 생긴 변화가 아니다. 오히려 나 자신을 사랑하게 되고 자신감을 얻었기에 내가 원하는 바를 이룰 수 있었다고 보는 편이 맞다.

이제야 나는 나 자신을 있는 그대로 사랑한다고 말할 수 있게 되었다. 찰리 채플린이 70세 생일에 지었다는, 「내가 정말로 나 자신을 사랑하기 시작했을 때」라는 시에 가슴 깊이 공감하는 이유다.

내가 정말로 나 자신을 사랑하기 시작했을 때

고통이나 괴로움은 단지

나의 진실에 반해서 살지 말라는 경고임을 알 수 있었다.

오늘 나는 그것을 '삶의 진정성'이라고 부른다.

내가 정말로 나 자신을 사랑하기 시작했을 때

아직 때도 무르익지 않았고 나도 그럴 준비가 안 되었음을 알면서

누군가에게 내 바람을 강요하는 것이

얼마나 그 사람에게 상처가 되는지를 알게 되었다.

오늘 나는 그것을 '존중'이라고 부른다.

내가 정말로 나 자신을 사랑하기 시작했을 때

나는 항상 적절한 시간, 적절한 장소에 있었다는 것과

주변에서 일어나는 모든 일이 정당했다는 것을 알게 되었다.

그때부터 나는 마음의 평안을 얻을 수 있었다.

오늘 나는 그것을 '자존'이라고 부른다.

내가 정말로 나 자신을 사랑하기 시작했을 때

나는 해로운 음식과 인간관계와 사물

그리고 상황을 가만히 내려놓았다.

그리고 나를 위축시키고 나의 영혼을 소외시키는

모든 것들로부터 자유로워졌다.

오늘 나는 그것을 '자기애'라고 부른다.

내가 정말로 나 자신을 사랑하기 시작했을 때

나는 바로 지금 이 순간을 느끼며 살기 시작했고

미래를 위해 거창한 계획을 세우는 일을 멈췄다.

나는 오직 나 자신이 선택해서

기쁨과 행복을 주는 것들,

내가 사랑하는 일들을 하며 지금 이 순간을 산다.

오늘 나는 그것을 '단순성'이라고 부른다.

내가 정말로 나 자신을 사랑하기 시작했을 때

나는 내가 항상 현명하고 옳다는 주장을 멈췄다.

오늘 나는 그것이 '겸손'이라는 것을 안다.

내가 정말로 나 자신을 사랑하기 시작했을 때

나는 계속 과거 속에 살면서 미래를 걱정하는 것을 거부했다.

나는 지금 바로 이 순간 생존할 뿐이다.

오늘 나는 그것을 '충만함'이라고 부른다.

내가 정말로 나 자신을 사랑하기 시작했을 때

내 마음이 나를 상처받게 할 수도

나를 아프게 할 수 있다는 것도 알았다.

내 마음과 연결됐을 때

나와 내 마음은 서로 동반자가 될 수 있었다.

오늘 나는 이 연결을 '마음의 지혜'라고 부른다.

내가 정말로 나 자신을 사랑하기 시작했을 때

나는 더는 사람들 사이에서 일어나는

논쟁과 대립과 여러 문제에 대해서

두려워하지 않게 되었다.

왜냐하면 별들도 언제나 충돌하며 새로운 세계를 만들고

그것은 그 순간 가장 적절하게 일어나는 일이라는 것을 알고 있기 때문이다.

지금 나는 그것을 알고 있다.

그것이 온전한 '나의 삶'이라는 것을

진짜 자존감은
외모에서 나오지 않는다

내가 정말로 나 자신을 사랑하기 시작했을 때 비로소 보이는 세상이 있다. 내가 자신을 믿지 못하고 사랑하지 않을 때는 보이지 않던, 세상의 아름다움과 가치가 조금씩 보이기 시작한다. 르네가 자신을 사랑하게 되면서 자신에게 호의적인 세상을 발견했듯이, 찰리 채플린이 노년에 이르러 자신을 정말로 이해하게 되면서 인생의 새로운 가치를 발견했듯이.

많은 사람이 마인드파워 다이어트를 통해 새로운 세상을 발견했노라고 증언한다. 마인드파워 다이어트로 가장 드라마틱하게 변한 건 외모나 몸매가 아니라 나 자신을 바라보는 시선이라고 말한다.

■ **마인드파워 다이어트 성공 사례**

…90일 동안 마인드파워 다이어트에 도전하면서 저는 그야말로 새로 태어났습니다. 제 몸뿐 아니라 마음이 바뀐 90일이었습니다. 삶을 대하는 자세, 삶에서 추구할 가치 등을 새로 발견하고 찾아가는 아주 귀한 시간이었습니다.

얼마 전에는 수영장에서 외손자에게 수영을 가르쳐주며 신나게 물놀이를 했어요. 수영복 입을 자신이 없어 물에 들어갈 엄두도 못 내고 자리만 지키고 있던 때가 엊그제 같은데, 제게 이런 변화가 일어나다니 놀랍기만 합니다.

운동으로 체중만 감량한 게 아니라 퇴화하던 제 신체 기능까지 되돌릴 수 있었어요. 운동을 시작한 후로는 몸의 근육이 어떻게 움직이고 작동하는지 아주 예민하게 감각하고 있어요. 운동 한 달 만에 다리가 붓고 아파 잠을 못 자던 증세가 사라졌고, 아침에 생기 충만하게 일어날 수 있게 되었습니다. 근육은 신체 활동에만 변화를 주는 게 아니었어요. 근력이 생기니 몸과 마음, 행동과 생각이 명료하고 단순해져 망설임이 없어지고 집중력과 사고력, 일의 효율도 높아졌어요.

마파영 37기 수료식에서 조성희 대표님이 전해준 'Fly! Life is

Amazing! Yes, You Can!'이라는 메시지를 가슴 깊이 새겨 행복한 삶을 꾸릴 원동력으로 삼으려 합니다. 지금 제 삶은 감사와 감탄으로 가득합니다. 이제 어떤 어려움이 닥쳐도 자신감과 지혜로 당당하게 이겨낼 수 있습니다. 이제껏 살아온 70년보다 다가올 70년이 더 즐겁고 행복하리라 기대합니다.

앞으로 인류는 초고령화 시대를 맞이합니다. 그런 기준으로 보면 인생의 하이라이트는 60대 후반일 거예요. 그런데 정작 시니어들은 삶의 질을 높이고 행복을 찾긴커녕 사회에서 외면받은 채 움츠러들고 있어요. 그들을 위해 마인드파워 다이어트 같은, 몸과 마음의 근력을 키우는 교육과 수련이 꼭 필요하다고 생각합니다. _조은경 님(67세)

…몸이 바뀌고 나서 굉장히 부지런해졌습니다. 늘 무겁고 우울하던 마음도 한결 가벼워졌어요. 내가 하는 모든 일에 자신감이 붙어 '나는 무조건 성공할 수밖에 없는 사람이구나' 하는 생각이 듭니다.

바디 프로필을 찍은 지 한 달이 다 되어가지만, 여전히 규칙적으로 운동하고 좋은 식습관을 유지하고 있습니다. 저는 죽을 때까지 이렇게 건강한 몸으로 살면서 행복을 만끽하기를 선택했습니다. 마인드파워를 알고부터는 제가 선택하면 다 이뤄지리라는 것을 의심하지 않습니다.

살아 있다는 게 얼마나 감사하고 소중하며 행복한 일인지 마인드파워를 배우며 알게 되었습니다. 제 주변에 매 순간 감사할 좋은 인연이 많다는 사실도 새삼 깨달았습니다. 앞으로 더욱 성장하고 더 많은 것을 이루며 살겠습니다. _송지은 님(36세)

…이전에는 출산과 육아로 지친 내 몸과 마음을 아무도 알아주지 않는 것 같아 서럽고 힘들었어요. 퇴근하면 손가락 하나 까딱 않는 남편, 어지르기 바쁜 첫째 아이에게 부정적인 감정을 쏟아낼 때도 많았습니다. 생각해보면 남편은 회사에서, 아이는 어린이집에서 종일 애쓰다 집에 왔을 텐데 당시엔 마음의 여유가 없어서 가족을 이해하기보다 원망하고 미워했어요.

하지만 이젠 달라졌습니다. 운동으로 체력이 생기니까 집안일도 거뜬히 해내고 마음에도 여유가 생겼어요. 내 태도가 바뀌니 남편과 아이들의 분위기도 달라지더라고요. 이젠 하루하루가 너무나 행복합니다.

마인드파워 다이어트를 도전한 이유는 순전히 다이어트 때문이었어요. 하지만 마인드파워를 공부하면서 인생의 목표가 달라졌어요. 전에는 직장에선 아이가 있다는 핑계로, 집에선 직장에 다닌다는 핑계로 큰 도전은 미루고 그저 적당히만 하자는 식으로 살았는데, 지금은 일도 육아도 잘하고 싶은 생각에 복직 시기도 앞당겼어요.

아마 많은 여성이 저처럼 일과 육아 사이에서 이러지도 저러지도 못한 채 만족스럽지 못한 삶을 살고 있을 거예요. 하지만 제가 해냈으니 여러분도 할 수 있다고 말하고 싶어요. 마인드파워를 배운 뒤부터 나는 뭐든 할 수 있는 사람이라는 걸 확실히 알게 되었습니다. 마인드파워를 만난 게 내 인생 가장 큰 축복이자 행운이에요. _**박가희 님(36세)**

…늦은 나이에 둘째를 출산하고서 부쩍 살이 찌고 체력이 떨어져 퇴근 후에는 아무것도 못 하고 그저 먹고 눕기에 바빴어요. 그러니까 살은 찌고 체력은 떨어지고, 그야말로 악순환이었지요. 와중에 교통사고를 당했고 또 다른 사고로 무릎과 어깨를 다치면서 여기저기 안 아픈 데가 없었어요.

마흔 살 넘어서는 다 그렇다니까 저도 이렇게 사는 게 당연한 줄 알았습니다. 그런데 우연히 조성희 대표님의 책을 읽게 되면서 제가 그간 패자의 마인드, 가난한 자의 마인드로 살고 있었다는 사실을 깨달았어요.

그때부터 위너스 39기에 등록해 마인드파워를 더 본격적으로 공부하기 시작했어요. 그런데 내 가슴을 뛰게 만드는 일이 무언지, 나는 왜 돈을 벌고 공부하고자 하는지 잘 모르겠더라고요.

조성희 대표님이 저 같은 사람은 마인드파워 다이어트부터 시작하면 좋다고 말씀하시는 걸 듣고는 살도 빼고 자신감도 되찾으면 좋겠다는 마음으로 마인드파워 다이어트에 도전하게 되었습니다.

이전에 다이어트를 할 때는 조금만 힘들어도 '이 정도면 됐지 뭐' 하면서 금세 포기하곤 했어요. 하지만 이번엔 마인드파워로 접근해서인지 확실히 달랐습니다. 힘들게 운동하는데도 즐거운 마음이었어요. 스트레칭만 해도 아파서 눈물을 흘리던 제가 스쾃, 크런치, 푸시업을 100개씩 하고 곧바로 러닝머신을 20분 달리는 강철 체력의 소유자가 되었어요.

90일간의 마인드파워 다이어트를 마친 저는 45세의 나이에 11

자 복근을 드러내고 바디 프로필을 찍었습니다. 내가 마음만 먹으면 못할 게 없다는 사실을 확인하자 많은 것이 달라졌어요. 특히 자신감 넘치고 끈기 있는 사람이 되었다는 사실이 기뻐요. 이젠 하루하루가 행복해 입가에 미소가 떠나질 않고, '감사합니다'라는 말을 입에 달고 산답니다. _안미례 님(45세)

마인드파워 다이어트의 목적은 날씬하고 보기 좋은 몸매를 만드는 것이 아니다. 연예인 같은 몸매, 남들이 부러워하는 몸매를 만드는 것도 아니다. 마인드파워 다이어트를 단순한 '다이어트'로만 볼 수 없는 이유가 여기에 있다.

마인드파워 다이어트 도전자들은 운동과 식이조절을 통해 내가 어떤 상태일 때 가장 컨디션이 좋고 활력이 넘치며, 건강함을 느끼는지 알게 된다. 그리고 언제 어떤 모습일 때 가장 나답다고 느끼는지도 깨닫는다.

결국 마인드파워 다이어트는 나와 대면하는 과정이다. 나에 대한 부정적인 인식이 내 몸과 마음을 갉아먹었음을 인정하는 일이다. 내가 스스로의 한계를 벗어나 더 자유로울 수 있도록 응원하고 격려하는 일이다. 나를 누구보다 사랑하게 되는 일이다. 다른 사람이 아닌 내 기준으로, 나답게 나를 사랑하게 되는 일이다.

그러므로 마인드파워 다이어트의 진짜 변화는 몸이 아니라 마인드에서 일어난다. 마인드파워 다이어트가 내 삶 전체를 바꿀 수 있다고 말하는 이유다.

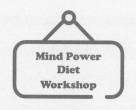

나 자신을 제대로 사랑해주기

90일간의 마인드파워 다이어트를 경험하면서 많은 변화를 겪었으리라 짐작한다. 아마도 자신을 더 많이 이해하고 사랑하게 되었을 것이다. 귀찮고, 쉽지 않은 여정을 당신은 성실하게 지나왔다.

이제 우리는 더 이상 이전의 모습으로 살지 않을 것이다. 아니, 살 수 없다! 이제 완전히 달라진 나를 더 사랑하게 될 것임은 분명하다.

이 마음을 기록해두고 잊지 않길 바란다.

마인드파워 다이어트를 통해

나의 어떤 면을 새로이 발견했는가?

_____

_____

_____

_____

_____

_____

_____

_____

_____

_____

_____

_____

_____

나를 사랑하기 위한 나만의 방법을 생각해보자

예시)

매일 책을 10분이라도 읽겠다.

요가와 운동을 규칙적으로 하겠다.

식단 조절을 하겠다.

내가 가장 두려워하는
바로 그 일을 하라

 박상영 선수의 2016년 리우 올림픽 펜싱
결승 경기를 떠올리면 아직도 가슴이 뛰고 눈물이 차오른다.
박상영 선수는 올림픽 직전 무릎 십자인대를 심하게 다쳐 수술
을 받아야 했다. 이후 9개월 만에 다시 펜싱 칼을 손에 쥐었지
만, 기량은 쉬 회복되지 않았다. '박상영도 이젠 끝'이라는 수군
거림에도 그는 포기하지 않았다. 박상영 선수는 세계 순위 100
위권 밖으로 밀려난 상황에서도 죽을힘을 다한 끝에 리우 올림

픽 출전권을 따냈다.

그리고 마침내 서게 된 올림픽 결승 무대. 상대는 지난해 세계선수권대회 금메달리스트인 백전노장, 헝가리의 임레 게저 Imre Géza 선수다. 1라운드 6대8, 2라운드 9대13, 박상영 선수의 패색이 짙은 상황에서 3라운드가 시작된다. 그때 갑자기 관중석에서 "할 수 있다!"라는 외침이 들려온다. 박상영 선수도 고개를 끄덕이며 "그래, 할 수 있다"를 되뇌고 또 되뇐다.

두 선수가 1점씩 주고받아 스코어는 10대14가 된다. 이제 1점만 잃어도 박상영 선수의 패배다. 동시타가 나와도 마찬가지다. 그때부터 기적이 일어난다. 차분하게 1점씩, 4점을 내리 획득해 어느새 14대14 동점을 만들어낸 그는 마지막 기습적인 찌르기로 대역전극을 연출한다.

수많은 사람의 환호 속에 포효하는 박상영 선수를 보며 내 눈에서도 뜨거운 눈물이 흘렀다. 모두가 안 된다고 말할 때, 이젠 끝이라고 말할 때, 그 어마어마한 체념과 무기력의 벽 앞에서 끝내 주저앉지 않는 사람, "할 수 있다"를 되뇌며 기어코 다시 일어서는 사람이 우리에게 주는 크나큰 감동이 있다. 다른 사람이 내 한계를 규정하도록 놔두지 않겠다는 다짐, 내 손으로 자신을 한계 짓지도 않겠다는 다짐이 박상영 선수를 기적으로 이끌었을 것이다.

한계란 처음부터 아예 존재하지 않는다는 사실을 온몸으로 증명한 이도 있다. '마의 4분 벽'을 뛰어넘은 육상 선수 로저 배니스터Roger Bannister다.

'인간은 에베레스트산과 극지방을 정복할 순 있어도 1마일을 4분 안에 뛰진 못한다.'

1950년대 초까지만 해도 육상 전문가들은 인간의 심폐기능으로는 1마일을 4분 안에 주파할 수 없다고 여겼다. 만일 1마일을 4분 안에 뛴다면 심장이 터져버리리라 예상한 것이다. 하지만 당시 옥스퍼드대 엑스터 칼리지 의대생이던 배니스터는 이 장벽 안에 갇히길 거부하고 '마의 4분 벽'을 뛰어넘기 위해 2년간 혹독하게 훈련한다. 그리고 1954년 5월 6일, 1마일을 3분 59초 4에 주파하면서 마침내 '마의 4분 벽'을 깨부순다.

그는 BBC와의 인터뷰에서 이렇게 말했다.

"인간은 심폐기능 문제로 1마일을 4분 안에 주파하지 못한 게 아닙니다. 인간의 마음이 1마일을 4분 안에 주파할 수 없다고 믿은 것입니다."

'마의 4분 벽'은 심리적인 장벽일 뿐이었다는 말이다. 이를 증명이라도 하듯 이로부터 한 달도 안 돼 10명의 선수가 '마의 4분 벽'을 넘어섰다. 그리고 1년 뒤엔 37명, 2년 뒤엔 300명에 달하는 선수가 배니스터의 기록을 뛰어넘었다. 결국 배니스터가 도전한 것은 인간 신체의 한계가 아니라 마음의 한계였던 셈이다.

"왜 사서 고생하느냐"는 말이
나는 좋다

돌아보면 나도 마음의 한계에 자신을 가둔 적이 많다. 받쳐주는 사람이 없으니까, 가난하니까, 외모가 별로니까, 자신감이 없으니까, 말주변이 없으니까, 글재주가 없으니까…. 내 인생이 안 풀리는 이유, 내가 아무것도 못 하는 핑계라면 수십, 수백 개도 더 찾을 수 있었다.

하지만 마인드파워를 공부하면서 '나는 무엇이든 할 수 있는 사람'이라는 믿음이 생기자 무슨 일에든 겁 없이 도전하게 되었다. 마라톤이 그랬다.

"대표님, 마인드파워로 뭐든 할 수 있다면 마라톤 풀코스도 달릴 수 있겠네요? 그럼 저랑 같이 동아 마라톤 대회에 출전해 보실래요?"

수강생의 제안에 무조건 "당연하죠!"를 외칠 수 있었던 건 한마디로 마인드파워로 무엇이든 할 수 있다는 무대포 정신 때문이다. 무식하면 용감하다고, 이제껏 살면서 5km도 달려본 적 없는 나 같은 사람에게 42.195km를 달리는 일이 얼마나 무모한 도전인지 전혀 모르고서 한 대답이었다.

주변에서는 "20대 청춘도 아닌데 그 나이에 마라톤이 가당키나 하냐, 그렇게 만용 부리다 무릎 망가진다" 하면서 난리가 났다. 심지어 "마라톤 뛰다 죽는 사람도 있다더라, 멀쩡하게 잘 뛰고 와서 다음날 죽었다더라" 하는 무시무시한 이야기를 들려주는 사람까지 있었다.

마라톤 코치 선생님조차 날 쓱 보더니 '견적 나왔다'는 듯 시큰둥하게 말했다. "너무 큰 기대는 마시고요. 당일에 잊지 말고 꼭 만 원 들고 나가세요."

힘들면 무리하지 말고 그냥 택시 타라는 소리였다.

그런데 참 이상했다. 남들이 "넌 안 된다, 넌 못 한다"라고 할 때마다 내 마음속엔 오히려 '무조건 된다, 나는 할 수 있다' 하는 생각이 점점 더 또렷해졌다.

"나는 동아 마라톤 대회 풀코스를 4시간 30분 안으로 꼭 완주한다!"

훈련하는 내내 이 파워 선언문을 큰 소리로 외치면서 결승선을 통과하는 내 모습을 생생하게 상상했다. 그리고 마침내 마라톤 대회 당일, 택시의 도움 없이 내 두 다리만으로 4시간 22분 만에 결승선을 통과했다. 나의 첫 마라톤 대회, 첫 완주였다.

이렇게 한계를 뛰어넘을 때마다 내 정체성이 수정되고 나라는 사람의 영역은 점점 더 넓어진다. 마라톤 완주 후 나는 '5km도 못 달리는 사람'에서 무려 '42.195km를 달릴 수 있는 사람'이 되었다.

이후 마라톤 대회에 여러 번 출전했는데, 몇 년 전 파리에서 열린 대회가 가장 기억에 남는다. 당시는 일이 너무 바빠 잠도 잘 못 자던 때였고, 파리에 도착해 시차 적응도 채 못 한 상태에서 감기까지 걸리는 바람에 컨디션이 그야말로 엉망진창이었다. 게다가 내 나이도 벌써 40대. 절대로 쉽지 않은 도전이었다.

하지만 내 심장은 이미 세차게 뛰고 있었다. 사랑하는 도시, 파리의 곳곳에 내 발자국을 남길 생각에 가슴이 벅차올랐다. 차 없는 파리의 거리를 5만 명의 사람들과 함께 달린다니 그 열기와 에너지를 상상하는 것만으로도 온몸이 짜릿해졌다.

태극 마크와 'Korean Woman Power'라는 글자가 새겨진 티셔츠를 입고 달리니 응원 나온 한국 분들이 나를 향해 "코리아 파이팅!" "안녕하세요!" 하고 외쳐주었다. 출발은 나쁘지 않았지만 15km 지점부터 문제가 생겼다. 양팔 안쪽이 티셔츠에 쓸리면서 통증이 점점 심해졌다. 통증을 잊고 이 순간을 즐기며 감사한 마음으로 달리자고 결심했다. 오로지 그 생각에만 집중했더니 다행히 고통이 서서히 줄어들었다. 오르막길이 나오면 다리가 더 무거워졌지만, '천천히라도 뛰자, 걷지 말자' 하고 주문처럼 되뇌면서 나 자신과의 약속을 지켜냈다.

마침내 30km 지점, 에펠탑 앞을 지나고 있건만 아무것도 눈에 들어오지 않았다. 정신이 까마득해졌다. 32km 지점에선 다리에 감각이 없어지고 어딘가에 철퍼덕 주저앉아 쉬고 싶다는 생각뿐이었다. 하지만 마인드파워 패밀리들의 뜨거운 응원을 떠올리며 한 걸음, 또 한 걸음 계속 전진했다.

37km 지점에 다다르자 숨이 턱턱 막히고 몸이 천근만근 무거워졌다. 임계점에 다다른 것 같았다. 그래, '이제 99℃까지 올라왔구나, 마지막 1℃만 더 끓어오르면 된다, 마지막 한 걸음만 더 가면 된다!' 이렇게 마음먹으니 오히려 38km 지점부터 몸이 가벼워졌다.

그리고 마침내 40km 표지판이 눈에 띄자 왈칵 눈물이 쏟아질 것 같았다. 눈물을 꾹 참으며 달리고 달려 드디어 결승선에 도착했다. 4시간 15분, 개인 최고 기록이었다.

사실 당시의 내 컨디션이 너무 안 좋으니 이번 대회에는 나가지 말라고 만류하는 사람이 많았다. "왜 사서 고생을 하냐, 왜 늘 힘든 길만 골라서 다니냐, 왜 굳이 그렇게까지 하냐, 마라톤 완주한다고 쌀이 나오냐, 밥이 나오냐…."

대회 초반, 생각지도 못한 고비가 줄줄이 이어지자 '그냥 친구들 말 들을걸 그랬나?' 하는 후회가 들기도 했다. 하지만 '사서 고생하는 사람', '늘 힘든 길만 골라서 다니는 사람'이란 소리가 듣기 싫지만은 않았다. 자신의 한계를 시험하고, 그것을 뛰어넘고, 한 단계 더 성장하는 사람이라는 뜻이기도 하니까. 그렇게 내 안에 있는 줄도 모르던 새로운 능력을 발견하는 일

이야말로 인간이 느끼는 가장 큰 행복 중 하나일 테니까.

마라토너들의 러너스 하이runners' high도 일종의 전염병인지 어느덧 마인드파워 패밀리는 물론이고, 그들의 가족들까지 너도나도 마라톤에 도전하고 있다. 자신의 한계를 뛰어넘어 마라톤 결승선을 통과하는 순간, 이들은 눈물을 터뜨리며 말한다.

"저도 할 수 있었던 거예요!"

그렇다. 우리도 할 수 있다. 할 수 있었다. 다만 내 손으로 벽을 쌓고서 자신을 그 안에 가두었을 뿐이다. 주변을 돌아보라. 당신은 무엇이 두려워 그리 높은 벽을 쌓았는가.

당신이 두려워하는 바로 그 일을 하라. 당신을 가두고 있는 벽에 균열을 내자. 우리는 자신이 믿는 대로 된다. 못 한다고 생각하면 못 하고, 할 수 있다고 생각하면 할 수 있다. '나는 못 한다'에서 '나도 할 수 있다'로 생각이 바뀌는 순간, 당신의 잠재의식에 불이 탁 켜지면서 모든 세포가 강렬하게 진동하기 시작한다. 도전할수록 당신의 삶은 더욱 풍요롭고 행복해질 것이다. 더욱더 당신다워질 것이다.

Live on the edge,
Keep Going

2009년 2월, 미국에서 마인드파워 트레이닝의 전 과정을 마치고서 귀국을 앞둔 나는 스승 밥 프록터에게 마지막으로 내게 해줄 말이 있느냐고 물었다. 그는 종이에 'Live on the edge'라는 단 한 문장을 쓰고, 그 아래 자신의 서명이나 다름없는 'Keep Going'을 쓴 다음 내게 건넸다.

Live on the edge. 안전지대가 아니라 가장자리를 아슬아슬하게 걷는 삶을 살라는 말이다. 안전지대에 웅크리고 사는 삶은 편안하다. 하지만 아무런 발전도 없다. 편안함에 안주하면 당신의 성장은 멎는다. 새로운 단계로 도약하려면 안전지대에서 벗어나 불편한 가장자리로 나서야 한다. 내 안의 잠재력을 발견하고 발전하길 원한다면 안전지대에서 기꺼이 벗어날 수 있어야 한다.

안전지대에서 벗어나 이제껏 한 번도 경험해보지 못한 세상에 나서면 누구나 두려움을 느낀다. 두려움은 안전지대를 벗어난 나의 뇌가 보내는 가장 강렬한 신호다. 두려움이 내 심장을 뛰게 하고 세포를 진동시키고 피를 돌게 할 것이다. 그리고 나를 성장시킬 것이다. 더 많은 부를 얻고 더 풍요로워질 기회를 거머쥐게 할 것이다.

그러니 두려움에 떨지 말고 오히려 두 팔 벌려 반겨주자. 두려움과 친구가 되면 내 안전지대는 점점 넓어진다. 또 다른 나 자신을 발견하고 더 많은 깨달음을 얻으며, 이전에는 미처 몰랐던 새로운 세상과 만나게 된다.

지난 13년간 국내 1호 마인드파워 스페셜리스트로 활동하면서 나는 밥 프록터가 남긴 메시지처럼 언제나 가장자리를 아슬아슬하게 걸으며 살아왔다. 두렵고 또 두려웠지만, 어둠 속에서 반짝이는 'Keep Going'이라는 표지판을 바라보며 주저앉지 않고 계속 걸었다. 그러다 보니 어느 순간 두려움은 내 가장 친한 친구가 되어 있었다.

마인드파워 다이어트에 도전할 때마다 두려움이라는 친구는 여지없이 찾아온다. 최근엔 히말라야 빈야사 요가 지도자 자격증에 도전하면서 크게 두려움을 느꼈다. 하지만 바로 그 두려움 덕분에 '아, 이게 정말 내가 할 일이구나, 나를 성장시키는 일이구나' 하고 확신할 수 있었다.

밥 프록터는 말했다.

우리는 이 길을 딱 한 번 간다. 사는 동안 발끝으로 조심조심 걸으며 심하게 상처받지 않은 채로 죽음에 이를 수도 있고, 자신의 목표를 성취하고 가장 멋진 꿈을 실현하며, 모든 것을 다 갖춘 충만하고 완전한 삶을 살 수도 있다.

우리는 이 길을 딱 한 번만 갈 수 있지만 어떻게 갈지는 나 자신이 선택할 수 있다. 훗날 이 세상을 떠날 때 당신은 자신의 삶을 어떻게 기억하게 될까. 내일 죽더라도 뜨겁고 열정적으로 오늘을 살아내는 일, 그것이 내 삶에 대한 존중이자 사랑 아닐까.

우리는 살면서 '안 될 거야'라는 벽에 수없이 부딪힌다. 하지만 그 벽을 뛰어넘는 사람은 언제나 있다. 우리는 스스로가 할 수 있다고 믿는 것만 할 수 있다. 우리가 진실이라고 믿는 것이 실제로 진실이 된다.

90일간 마인드파워 다이어트에 도전한, 또는 앞으로 도전할 뜨겁고 열정적인 당신에게 늘 강력한 '마인드파워Mind Power'가 함께하길 바란다. 당신 스스로 만든 한계의 벽을 자신을 향한

뜨거운 사랑으로 녹여내길, 그리하여 마침내 그 벽이 무너지는
순간 깜짝 놀랄 만큼 아름답고 자유로운 자신을 만나게 되길
간절히 바란다.

**기적의
마인드파워
다이어트**

초판 1쇄 인쇄 2022년 8월 17일 **초판 1쇄 발행** 2022년 8월 24일

지은이 조성희
펴낸이 이승현

편집1 본부장 한수미
와이즈 팀장 장보라
디자인 조은덕

펴낸곳 ㈜위즈덤하우스 **출판등록** 2000년 5월 23일 제13-1071호
주소 서울특별시 마포구 양화로 19 합정오피스빌딩 17층
전화 02) 2179-5600 **홈페이지** www.wisdomhouse.co.kr

ⓒ 조성희, 2022

ISBN 979-11-6812-400-4 13510